顾 问 陈华江 隋鸿锦

名医
讲堂

脊柱健康
百问百答

主 编 许 鹏 郭群峰 陈永芬

U0270486

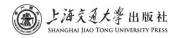

上海交通大學出版社
SHANGHAI JIAO TONG UNIVERSITY PRESS

内容提要

本书是一名脊柱外科医生的科普笔记,其中所涵盖的每一个问题都源于日常临床工作中的医患交流,作者对临床中常见的疑惑进行了深入浅出的解答。全书分为 3 部分内容:认知篇、就医篇、诊治篇,包括基础的脊柱解剖、保健及影像学检查知识,以及不同脊柱疾病的临床诊治方法和案例等。本书适合脊柱疾病患者或对脊柱保健有兴趣的朋友,也可作为患者及家属就医时的指导手册。

图书在版编目(CIP)数据

脊柱健康百问百答/许鹏,郭群峰,陈永芬主编.
上海:上海交通大学出版社,2025.3. — ISBN 978 - 7 - 313 -
31700 - 1

Ⅰ. R681.5 - 44

中国国家版本馆 CIP 数据核字第 2024LD7355 号

脊柱健康百问百答
JIZHU JIANKANG BAIWEN BAIDA

主　　编：许　鹏　郭群峰　陈永芬
出版发行：上海交通大学出版社　　　　　　　地　　址：上海市番禺路 951 号
邮政编码：200030　　　　　　　　　　　　电　　话：021 - 64071208
印　　制：上海锦佳印刷有限公司　　　　　　经　　销：全国新华书店
开　　本：880mm×1230mm　1/32　　　　　印　　张：9.625
字　　数：214 千字
版　　次：2025 年 3 月第 1 版　　　　　　　印　　次：2025 年 3 月第 1 次印刷
书　　号：ISBN 978 - 7 - 313 - 31700 - 1
定　　价：88.00 元

序一

上海长征医院是脊柱外科医师的重要培训基地,在国内外均享有很高的声誉。作为长征医院骨科的主任医师、教授,许鹏医生在脊柱疾病的诊疗方面具有丰富的临床经验。在目前正是热点的医学科普领域,相当比例的错误信息冠以科普的名义在传播,无法起到科普的作用不说,甚至会误导患者;在这样的背景下,专业医学人员投身科普,有其重要意义。年轻的许鹏医生深知普及脊柱相关知识的重要性,一直怀揣满腔热情,积极投身医学科普事业。

脊柱,作为人体的"中流砥柱",承担着支撑身体、保护脊髓等至关重要的功能。它由一块块椎骨组成,这些椎骨通过椎间盘、韧带、肌肉等结构紧密相连,形成了一个复杂而精妙的系统。然而,在快节奏的现代生活中,由于不良的生活习惯、缺乏正确的脊柱保健知识,脊柱疾病的发生率逐年上升。颈椎病、腰椎间盘突出症、脊柱侧弯等疾病,不仅给患者带来身体上的痛苦,还严重影响了他们的工作和生活。

患者有了困惑,总想寻找答案,许鹏医生的这本《脊柱健康百问百答》便应势而生。其是许鹏医生整理日常笔记、笔耕不辍的结晶,书中将专业知识与科普理念相融合,对于大众了解脊柱、关爱脊柱健康具有极高的价值。全书以"百问百答"的形式,全面而深入地讲解了脊柱各个方面的知识。通过阅读本书，读者可以清晰地了解和掌握脊柱的基础知识，理解脊柱疾病的成因和防治方法。

书中开篇从"脊柱解剖结构"入手，以通俗易懂的语言，带领大家走进脊柱认知的世界。在后续的几章中，许鹏医生列举了生活中常见的各种脊柱疾病，并逐一剖析。比如第三章中，详细讲解了颈椎病的症状，如颈部疼痛、手臂麻木等，以及这些症状的发病原因，强调了早期发现和干预的重要性。通过这些详尽的讲解，读者能够及时识别脊柱健康问题，做到早发现、早治疗。"脊柱疾病诊疗流程"是本书的另一大亮点，向大家展示了脊柱疾病的诊断和治疗全过程：从最初的就诊、体格检查开始，分别讲解了影像学检查的重要性，保守治疗和手术治疗的适应证等内容，使患者在就医过程中有据可查，不至于手忙脚乱。最后的"典型病例"一章则通过真实的临床案例，使读者明白脊柱疾病并不可怕，只要及时就医、科学治疗，完全有可能重拾健康。

总而言之，《脊柱健康百问百答》是一本极具价值的科普图书。它不仅为大众提供了丰富的脊柱健康知识，还传达了科学、严谨的保健理念。愿本书的读者们都能拥有一个健康、挺拔的脊梁，支撑起我们美好的生活！

陈华江

主任医师、教授、博士研究生导师，

上海长征医院骨科副主任兼颈椎外科病区主任

获"上海市首批健康科普引领人才""上海市健康科普杰出人物"，入选"国家健康科普专家库"。科普公众号"陈华江科普颈腰背痛"入选"上海市健康科普品牌"和"上海市级医院优秀健康科普项目"。

序二

近年来，随着经济水平的提升，全社会对健康的关注度越来越高，人们的关注重点从生存逐步转变为生活得好、生活得健康。因而，社会大众对人体相关医学知识的科普需求在不断增加。由于健康和医疗行业蕴含着巨大的经济利益，众多的伪科学乃至封建迷信思想，纷纷改头换面，假借"科普"的名义，与专业人员争夺宣传高地，以攫取不义之财。因此，医学专业人员从事擅长领域的科普工作，具有重要的社会意义。

上海长征医院的许鹏医生不仅致力于脊柱疾病的治疗，在工作之余还开展科普工作，非常不易，很高兴能够为许医生的《脊柱健康百问百答》一书作序。脊柱作为人体的支柱，支撑着我们的身体，维系着生命的活力与健康。现代生活的快节奏与高压力之下，脊柱问题日趋普遍。本书围绕医患之间共同关心的话题，深入浅出地讲解了脊柱的构造、功能、常见疾病及防治方法，无论是对于脊柱疾病患者，还是希望深入了解脊柱保健知识的进阶读者，都能从中找到适合自己的知识点与实用建议。

科普工作讲究的是"三性"：科学性、通俗性和趣味性。科学性是科普作品的根本要求，也是其与伪科学乃至封建迷信思想的本质区别，这方面出错的科普作品只能一票否决。通俗性是要求"说人话"，要把深奥的专业知识讲得通俗易懂，让非专业人士能听明白。毕竟，科普工作不同于专业交流，不能满口专业名词，因此，对于从事科普工作的专业人员来说可能也会遇到一些困难，做好科普工作并不容易。趣味性则是在通俗性之上的更高要求，不仅仅要讲明白，更要讲得有趣，让大家爱听、爱看，这样才能达到科普的目的。

本书集科学性、通俗性和趣味性于一体，很好地把握了科普作品这三个方面的要求。"小荷才露尖尖角，早有蜻蜓立上头"，衷心地祝愿许医生的科普和医疗之路越走越宽广，为健康中国的建设添砖加瓦，做出年轻一代的贡献。

隋鸿锦

二级教授、博士研究生导师，
大连医科大学基础医学院解剖教研室教师

任中国解剖学会科普工作委员会主任委员、中国科学技术协会比较解剖学领域首席科学传播专家等职。科普作品《生命奥秘丛书》获国家科技进步奖二等奖，获评辽宁省"兴辽人才"领军人物、辽宁省先进工作者、辽宁省学术头雁、辽宁省优秀科技工作者。

前言

在多年的临床工作中，笔者深切体会到医患沟通工作的繁杂与重要。在日常诊疗过程中，不同患者朋友经常提出类似的问题，医生需要反复进行解释；而囿于时间和精力的限制，又很难在短时间内解释清楚。于是，从2016年起，我开始写作一些科普小文章，进而踏上了自媒体科普之路。随着写作内容的积累与传播经验的丰富，我开始思考编撰一本聚焦于脊柱外科领域的科普书，以便更加有效、全面地向患者朋友们传递科学信息。

然而，或因自我感觉积累尚浅，或因"懒癌"时常发作，撰写计划一直被搁置。直到疫情来袭，居家隔离期间，才得以静下心来整理过去几年间积累的资料，书稿的架构在脑海中也愈发清晰，最终将本书的撰写付诸实践。完成此书的写作，既是自己夙愿的实现，也是个人能力的一次重要提升。

这本书是笔者作为一名脊柱外科医生的科普笔记，其中所涵盖的每一个问题都源于医患间的日常交流。在编写过程中，笔者秉持了2个原则：

其一，**科普性**。本书的初衷在于解决医患双方共同关心的问题和医患沟通中的"痛点"，在撰写过程中，笔者力求以通俗易懂的语言来阐述专业知识,确保做到深入浅出、严谨实用。为了帮助读者更直观地理解书中内容,部分章节添加了思维导图或讲解视频,读者扫描书后二维码即可观看。这些辅助材料可以帮助读者更高效地了解脊柱健康相关知识。其二,**可及性**。"酒香也怕巷子深",一本好书不仅在于其内容、质量过硬,也在于其传播广、认知度高。因此,本书编排时,笔者特别注重内容的逻辑性和其在多渠道的传播潜力。书中每一章都聚焦于一个主题,由浅入深地展开讲解,无论是日常阅读还是寻医就诊时作为参考资料,都能为读者提供切实有效的帮助。此外,与书中内容相关的短视频也将陆续在各大自媒体视频平台上架。

总的来说,《脊柱健康百问百答》不仅仅是一本科普书,更是笔者对脊柱健康科普事业的一份承诺和投入。衷心希望它能够成为健康知识传播的有效载体,帮助更多人了解脊柱健康知识,更好地守护自身健康;同时,也希望它能够搭建起一座医患之间沟通的桥梁,使医患关系更加和谐。

《干法》一书中,有这样一段引人深思的话:"一位修建神社的木匠师傅说:树木里宿着生命。工作时必须倾听这生命发出的呼声——在使用千年树龄的木料时,我们工作的精湛必须经得起千年日月的考验。"这段话深深触动了我,让我反思在自己的职业生涯中,每一次面对手术刀时,是否都足够敬畏生命,是否都做到了精心准备、反复演练。

"患者是最好的老师"。每一位患者朋友都是我职业生涯中的老师,他们所患的疾病教会我如何更好地诊断和治疗,他们提出的疑问激励我不断学习和进步。同时,我也要感谢上海长征医院脊柱外科这个优秀平台,以及给予我无私帮助的各位老师和前辈。

没有他们的言传身教和谆谆教导,就没有我的今天,也没有这本书的成稿与出版。

尽管已经全力以赴,但由于能力和时间的限制,本书难免会存在不足之处。恳请广大读者朋友们提出宝贵建议,帮助我们在后续再版时进行完善。

最后,再次衷心感谢所有支持、帮助和鼓励我不断前行的患者朋友、老师、前辈和同行们! 是你们让我更加坚定地走在为生命健康而努力的道路上。

许 鹏

2025 年 2 月

于上海

目录

临床诊治篇

脊柱健康百问百答

日常认知篇

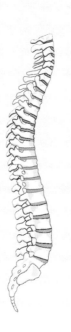

第一章 认识你的脊柱

/ 脊柱由哪些部位组成?

按照部位来分,脊柱可以分为颈椎、胸椎、腰椎、骶椎和尾椎,共由 33 节椎骨组成。每一节椎骨称为一个脊柱单元,从横断面上看可以分为椎体和椎管。整个椎体类似于一个三明治的结构,包括中央的骨性椎体,及其上下的连接部分——椎间盘和终板。

椎管是由脊柱的多个椎孔连接形成的通道,脊髓神经走行于其中,还包括两侧的横突、后方的棘突、乳突等。椎管对脊髓神经起着保护作用。脊髓神经束经椎间孔

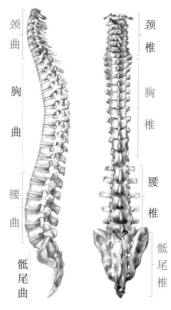

颈曲

胸曲

腰曲

骶尾曲

颈椎

胸椎

腰椎

骶尾椎

▲ 脊柱的解剖结构与曲度组成

(左:左侧面观,右:后面观)

出椎管后就会分布至躯体和四肢,形成周围神经,支配肢体的运动、感觉功能。

2　椎体有什么功能?

椎体作为支撑人体的主要结构,起到支撑、平衡、保护神经和参与运动的功能。

(1)支撑作用:椎体位于脊柱的中间部位,与椎弓共同组成椎骨。椎体呈短圆柱状,由中心的松质骨和表面的密质骨组成,这种结构使其能够承受身体的重量。当人站立或行走时,椎体起着关键的支撑作用,确保身体的稳定性和直立姿态。

(2)维持姿势和平衡:椎体的排列方式形成了脊柱的 4 个生理弯曲,从而能够做出多种复杂的姿势。同时,椎体与椎弓、椎间盘等一起协调运动,维持平衡并完成身体的多种动作。

(3)保护脊髓和神经:椎体与椎管相邻,椎管是容纳脊髓和马尾神经的重要结构。完整、稳定的椎体对于防止脊髓和神经根受到损伤或压迫非常重要。

(4)参与运动:椎体通过椎间盘和关节突等结构参与脊柱的运动,使脊柱得以进行一定程度的弯曲、伸展和旋转。这些动作对于人体的日常活动至关重要,如低头、转头、弯腰等。

3　椎间盘有哪些结构特征?

脊柱由一块块的小椎骨通过软组织连接而成,椎间盘是连接相邻两个椎体的纤维软骨盘。其由两部分构成：中央为髓核，是柔软而富有弹性的胶状物质；周围为纤维环，由多层纤维软骨环按同心圆排列组成，富于坚韧性，牢固连接各椎体上、下面，能保护髓核并限制髓核向周围膨出。由于劳损或外伤引起的纤维环破裂，可能导致椎间盘突出而压迫神经。劳损和衰老会让椎间盘中的水分丢失，呈现棉絮样变化。

椎间盘与椎体相接触的位置称为终板，可分为软骨终板和骨性终板。终板内有非常微小的空隙，是髓核营养供应的主要通道。

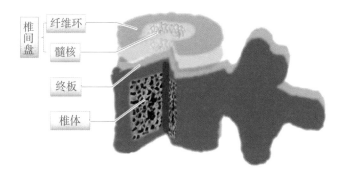

▲ 椎间盘解剖结构示意图

 椎间盘和脊柱韧带分别有什么作用？

椎间盘是连接椎体的重要组成部分，具有缓冲震荡、协助运动等作用。如上所述，椎间盘与椎体一同支撑脊柱重量，维持多种姿势，完成复杂动作及保护脊髓神经等。

韧带连接椎体和椎间盘等重要组织，可增加脊柱的稳定性和灵活性,保护神经,避免椎间盘突出。韧带与椎间盘一起,是椎体发挥功能的"左膀右臂",不可或缺。

5 脊柱内的"神经"与神经根有什么联系?

通常所说的脊柱内的"神经"包括脊髓和马尾神经,两者发出的神经出椎管之后即为神经根,可分为颈椎神经根、胸椎神经根、腰椎神经根和骶椎神经根。可形象地比喻为,脊柱内的"神经"是河流的"上游",而神经根是河流的"下游"。

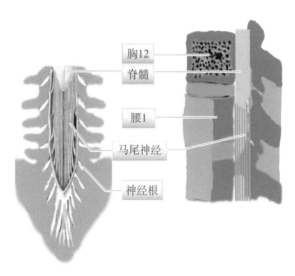

胸12
脊髓
腰1
马尾神经
神经根

▲ 马尾神经与神经根解剖结构示意图(左:背面观,右:侧面观)

6　脊髓与马尾神经有什么联系和区别？

　　脊髓和马尾神经都是走行于椎管内的神经组织。腰1水平以上为脊髓，以下为马尾神经，两者都包裹在硬膜囊之内，通过脑脊液与大脑相通，支配躯体和四肢的感觉与运动。

7　脊柱曲度有何特点？随年龄如何变化？

　　脊柱曲度对于人类的生理功能起着重要作用。如前图所示，健康人的脊柱自上而下包括颈曲、胸曲、腰曲、骶尾曲4个弯曲，分别是颈椎段稍向前凸，胸椎段稍向后凸，腰椎段明显向前凸，骶椎

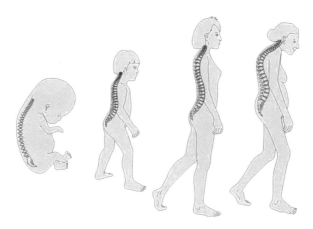

▲ 脊柱的曲度随年龄增长的变化

明显向后凸,类似"S"形。这种曲度有助于加强直立姿势的稳定性,并对震荡起到缓冲作用。日常活动中,颈曲和腰曲的变化范围较大,胸曲和骶曲的变化范围较小。

脊柱曲度随人类年龄增加会发生复杂的变化。在胎儿时,脊柱基本呈"C"形;婴幼儿时期,脊柱的生理曲度逐渐形成并稳定;成年后,脊柱可能发生"正常-稍变直-略弯曲"的变化;但到了50岁以后,由于脊柱的全面退变,其曲度可能逐步发生明显变化,比如驼背、胸/腰椎侧弯等。

8 颈椎由哪些结构组成?

颈椎由7块椎骨组成,也就是7个脊柱单元。由于解剖结构不同,可以分为上颈椎(包括颈1和颈2)和下颈椎(颈3~颈7)。由于颈椎的英文是"cervical spine",所以缩写为大写的"C",比如

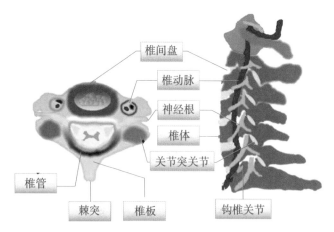

▲ 颈椎解剖结构示意图(左:横断面观,右:侧面观)

颈 3 就缩写为 C_3。其中，颈 1 呈环形，又称"寰椎"；颈 2 的形状也比较特殊，称为"枢椎"。而颈 3～颈 7 的形状是相近的，前方是椎体和椎间盘，后方是椎板、棘突和椎体包绕的椎管，椎管内有脊髓和硬膜囊。颈椎体积相对偏小，比较灵活，有利于我们颈部的屈伸与旋转。

9 胸椎由哪些结构组成?

胸椎由 12 块椎骨组成，也就是 12 个脊柱单元。与颈椎不同，胸椎 12 块椎骨的解剖结构是基本一致的。前方是椎体和椎间盘，后方是椎管，椎管内有脊髓和硬膜囊。由于胸椎的英文是"thoracic spine"，所以缩写为大写的"T"，比如胸 12 就缩写为 T_{12}。

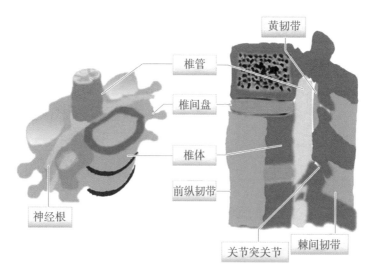

▲ 胸椎解剖结构示意图

胸椎的体积介于颈椎和腰椎之间,越往下体积越大,活动范围相对较小,与前方的胸廓一起,对机体起到保护和支撑的作用。

10 腰椎由哪些结构组成?

腰椎由 5 块椎骨组成,也就是 5 个脊柱单元。腰椎 5 块椎骨的解剖结构基本一致,前方是椎体和椎间盘,后方是椎管,脊髓在腰椎处移行为马尾神经。由于腰椎的英文是"lumbar spine",所以就缩写为大写的"L",比如腰 5 就缩写为 L_5。腰椎的体积大于颈椎和胸椎,活动度介于这两者之间,主要对机体起到保护和支撑的作用。

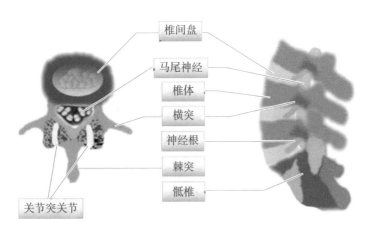

▲ 腰椎解剖结构示意图(左:横断面观,右:侧面观)

11　骶椎由哪些结构组成?

骶椎在腰椎以下,通过关节与骨盆相连接,是脊柱中与骨盆连接的重要部分。骶椎的 5 块椎骨融合为一体,没有活动度。椎管内有马尾神经和终丝,向外发出神经根。由于骶椎的英文是"sacral spine",所以缩写为大写的"S",比如骶 1 就缩写为 S_1。

12　尾椎由哪些结构组成?

尾椎(也称尾骨)通常由 4~5 块骨头组成,相互之间融合为一体,偶有软骨连接。尾椎作为退化的脊柱末端,并无实际作用,发生顽固性尾骨痛或者是尾骨骨折时可以切除。由于尾椎的英文是

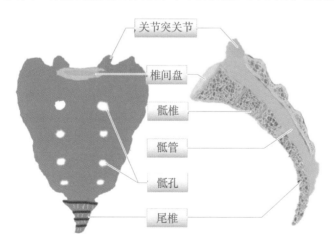

▲ 骶尾椎解剖结构示意图(左:正面观,右:侧面观)

"coccygeal spine"，所以缩写为大写的"Co"，比如尾 1 就缩写为 Co_1。

13 颈椎功能活动有什么特点？

颈椎以屈伸、旋转和侧方活动为主，具有较高的活动度和灵活性，这得益于连接椎骨的结构：椎间盘、韧带和肌肉。颈椎椎间盘有蠕动性，连接上、下椎体的同时，可以保证较大的活动度；椎间盘和椎板的周围都有大量的韧带存在，保证了颈椎活动的幅度和稳定性；颈椎肌肉数量多、体积小，可以灵活地完成多种动作。因此，颈椎是脊柱各部分中活动最灵活的。

14 胸椎功能活动有什么特点？

胸椎以屈伸活动为主，主要起到支撑和保护的作用。由于胸廓的存在，胸椎的稳定性非常好，椎间盘活动幅度小，因此，胸椎疾病的发病率明显低于颈椎和腰椎疾病。

15 腰椎功能活动有什么特点？

腰椎以屈伸、旋转及侧方活动和支撑作用为主，相较于颈椎和胸椎具有较高的活动度和灵活性，同时支撑了腰椎以上的重量。

这得益于腰椎特殊的结构：椎间盘、韧带和肌肉相较于前两者尺寸较大。腰椎部位由于负重和活动度大，容易发生腰椎间盘退变和突出；随着退变的加重，还容易发生韧带肥厚增生和骨质增生，造成椎管狭窄。

16 终板炎和 Modic 改变指的是什么？

终板是椎间盘与上下椎体相接触的位置。椎间盘退变会伴有终板的慢性炎症改变，即终板炎，在磁共振成像（英文缩写为 MRI，后文统一采用此缩写）时会表现为椎体异常信号。

这种信号最初由 Modic 等医生在 1988 年描述，并命名为 Modic 改变。终板炎如果没有什么症状，不需要做特殊处理，更不需要服用抗生素。

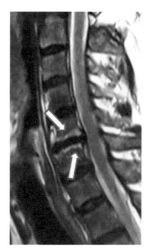

▲ 终板炎（Modic 改变），图中箭头所指灰白色条形区域

17 许莫结节是什么？

许莫结节，是一种特殊类型的椎间盘突出。当髓核突破终板，疝入椎体内时，在 CT 或 MRI 上会表现为椎体不规则的阴影。此时常伴有椎间盘的退变，但是不会压迫神经。

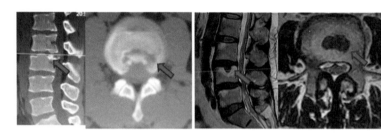

▲ 许莫结节

第二章　脊柱常见病知多少

18　人为什么会患脊柱疾病?

就像负责消化一日三餐的胃会出现疾病一样,承担着我们身体支撑和运动功能的脊柱也难免出些差错。其中,脊柱退变性疾病最为常见,难以避免。此外,脊柱外伤可能造成骨折或者神经损伤,炎症可能引起脊柱感染,肿瘤可能诱发脊柱肿瘤等。

19　脊柱常见疾病主要包括哪些?

脊柱常见疾病包括:脊柱退变性疾病(比如颈椎病、颈椎管狭窄症、颈椎后纵韧带骨化症、胸椎间盘突出症、胸椎管狭窄症、胸椎后纵韧带骨化症、胸椎黄韧带骨化症、腰椎间盘突出症、腰椎管狭窄症、腰椎滑脱症等),脊柱脊髓损伤(比如寰枢椎骨折、颈椎骨折脱位、胸腰椎骨折、骶尾骨骨折等),脊柱畸形(比如枕颈部畸形、特

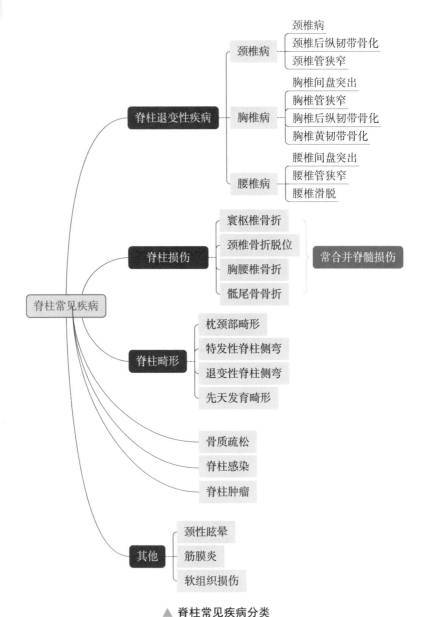

▲ 脊柱常见疾病分类

发性脊柱侧弯、退变性脊柱侧弯等），骨质疏松、脊柱感染、脊柱肿瘤等，以及可能与脊柱相关的不适症状（比如颈性眩晕、筋膜炎及软组织损伤等）。

20　哪些常见疾病可引起颈肩痛？

颈肩痛主要指颈部神经、肌肉或筋膜等受到刺激，产生的局部不适感。引起颈肩痛的常见疾病包括：颈椎病、肩周炎、筋膜炎、肌肉拉伤、肌肉劳损等。

其中，颈肌筋膜炎的发病率非常高，通常表现为颈肩部疼痛、拉扯感、转动困难。劳累、受凉或者肌肉扭伤是引起颈肌筋膜炎的常见原因。

颈棘间韧带及项韧带损伤也非常常见。长期低头伏案工作或者受凉，易造成颈后部肌肉紧张、疲劳、弹性下降，自感僵硬、酸胀，局部有压痛感，X线片能够看到棘突后方韧带钙化点。

以下是一些缓解颈肩痛的建议：

（1）注意休息：避免长时间保持同一姿势（如长时间使用电脑、低头玩手机等），每隔一段时间就应起身活动一下。可以练习"颈椎字母操"（扫描书末的二维码观看示范视频），以缓解颈椎肌肉的疲劳，增强颈椎肌肉的力量和柔韧性。

（2）热敷或冷敷：可以用热水袋或热毛巾进行热敷，促进血液循环，缓解疼痛。如果疼痛是由于炎症引起的，可以尝试冷敷来减轻炎症。

（3）药物治疗：如果疼痛严重，可以使用布洛芬、双氯芬酸钠等消炎止痛药。

21 哪些常见疾病可引起腰腿痛？

多种因素如腰扭伤、腰肌劳损、腰椎间盘突出等，都会导致腰腿痛的发生。

以急性腰扭伤为例，多会导致腰部肌肉损伤或小关节突紊乱，腰部活动时剧烈疼痛，甚至强迫体位无法活动，休息后会明显缓解，一般不伴有下肢麻木和疼痛。急性腰扭伤应该与腰椎骨折或腰椎间盘突出急性发作相鉴别：腰椎骨折通常伴有暴力或者外伤史，腰椎间盘突出有反复发作的病史。

随着年龄增大或劳损增多，腰椎功能会变差，容易意外出现急性腰扭伤。此时切勿手忙脚乱，需采取紧急处理以及后续治疗措施。

（1）紧急制动：急性腰扭伤后，局部软组织处于损伤出（充）血状态，需紧急制动。受伤卧床时，选择一个舒适姿势，安静休息，应尽量避免压迫损伤部位，避免软组织进一步出（充）血，减少肌肉筋膜组织的受力或腰椎的压力，以缓解疼痛。卧床以腰部肌肉放松为原则。由于侧卧不会压迫到腰部肌肉，且能使腰部肌肉完全放松，下肢也处于自然屈曲状态，因此多建议选择侧卧。除此之外，也可选择平卧。平卧需注意在腰部和床的间隙之间垫一个薄软垫，以减轻腰椎受力，双膝下方也可放一软枕垫着。对于较严重的扭伤，应该卧床休息至少 5 天。

（2）冷敷：冷敷适用于突发损伤时。腰闪后，局部软组织处于出血状态,冷敷能收缩毛细血管,减少局部出血,缓解局部肿痛。冷敷时间一般控制在 10 分钟左右为宜,不可过久,否则会影响血液的正常循环,加剧肿痛。

（3）热敷:热敷适用于损伤 48 小时后,此时损伤处毛细血管已停止出血,但局部会有淤血积滞,热敷能促进血液循环,有利于淤血的吸收,使局部损伤软组织得以修复。

（4）理疗:疼痛缓解期可以采用理疗这一康复治疗手段,来辅助病症的改善。常用的理疗方式包括按摩、针灸、热疗、中药外敷等,具体方式因人而异。

（5）药物治疗:急性腰扭伤后还可以借助一些消炎止痛药来缓解疼痛,比如双氯芬酸二乙胺乳胶剂(扶他林)、云南白药气雾剂等。病情严重时需口服消炎止痛药物或封闭治疗,必要时做腰椎 MRI 进一步明确治疗方案。

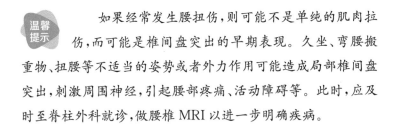

如果经常发生腰扭伤,则可能不是单纯的肌肉拉伤,而可能是椎间盘突出的早期表现。久坐、弯腰搬重物、扭腰等不适当的姿势或者外力作用可能造成局部椎间盘突出,刺激周围神经,引起腰部疼痛、活动障碍等。此时,应及时至脊柱外科就诊,做腰椎 MRI 以进一步明确疾病。

22 什么情况下需要到脊柱外科就诊?

当出现颈肩/腰腿痛或者脊柱相关疾病(比如脊柱外伤、脊柱感染、脊柱畸形等)时,就应到脊柱外科就诊。由于脊柱疾病往往会有差异化的表现，比如不明原因的头晕、颈椎酸痛、上肢疼痛、下肢疼痛、双腿无力、走路不稳以及感觉异常等非典型症状，出现这些症状的读者朋友可结合下面几章的内容，自行初步判断是否需到脊柱外科就诊。

第三章　警惕颈椎"杀手"

23 什么是颈椎病？

颈椎病在临床上通常是指因椎节失稳或松动、髓核突出或脱出、骨质增生、韧带肥厚和继发的椎管狭窄等，刺激或压迫邻近的神经根、脊髓、椎动脉及颈部交感神经等，引起的多种症状和体征。据统计，我国有近1.5亿人患有颈椎病。调查显示，全国60岁以上老人中，82％患有颈椎病，50～60岁人群的患病率为71％。而且，颈椎病日趋年轻化，在20～40岁的青壮年中，颈椎病患病率高达59.1％，而青少年也未能幸免。

颈椎病的分类方式有很多，按照

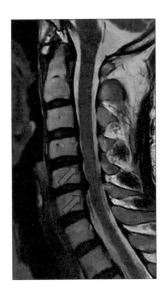

▲ 颈椎椎间盘突出压迫脊髓和硬膜囊的 MRI 表现

压迫部位可以将颈椎病分为：颈型颈椎病、脊髓型颈椎病、神经根型颈椎病、交感神经型颈椎病、食管型颈椎病或者混合型颈椎病。具体表现与区别参见第十二章"脊柱退变性疾病"。

24 为什么会患颈椎病？

大家都知道，机器是有寿命的，长期使用会老化，过度使用则会加速其老化的进程。颈椎病的发生和机器的老化是类似的道理。颈椎病是老年人的常见病，现在也频繁发生在年轻人身上，这与当下人们的生活方式有密切的关系。

当前，工作强度较大、生活节奏较快，人们主动或被动地长时间、长期面对电脑或手机，导致颈椎难以及时得到应有的休息。许多年轻人生物钟紊乱，睡眠时间严重不足，疲劳的颈椎在夜间没有足够的时间进行恢复。另外，年轻人普遍缺乏锻炼，也会导致颈椎过早退变，出现颈部酸痛、僵硬不适等表现。

因此，无论是哪个年龄段，都应注意颈椎的保养，防止颈部生理曲度发生改变，出现颈肩肌肉紧张，甚至肌肉纤维化、钙化等。要注意避免以下几点。

（1）长期低头等不当姿势：屈颈状态下，椎间盘内压力远高于正常体位，甚至可达一倍以上，这就使椎间盘更容易劳损。所以，长期低头看电脑、玩手机，对颈椎的伤害很大。

（2）不良睡眠体位：枕头过高、过低等不良睡眠体位会使颈椎处于非生理性姿势，加重椎间盘组织负荷，更容易劳损。

（3）过量的体育锻炼和颈部运动：人体倒立、翻跟头等，以及颈椎反复全方位、大幅度的运动,都会加重颈椎负荷,引起劳损。

25 如何早期发现颈椎病?

引起颈椎病的原因有很多,其临床表现也非常多样化,轻重不一。观察颈椎的解剖结构可以发现,颈椎神经就像树根一样向颈肩部、双上肢及背部放射。当颈椎间盘突出或骨赘增生引起神经受压时,这些部位就会出现疼痛、酸胀、麻木等症状。

如何能够早期发现颈椎病呢? 下面是颈椎病常见的一些表现,可以帮助大家早期自行判断颈椎病并及时就医检查。

(1)颈肩痛:是颈椎病最常见的症状,发病率非常高,常伴有头背部及手臂酸痛、脖子僵硬、活动受限等。长期伏案工作、空调冷风、劳损等刺激后容易发病。有些颈椎病患者早期表现为反复落枕,即晨起颈部剧烈疼痛、转动困难。为什么会经常落枕呢? 颈部劳损是根本原因,夜间受凉、枕头高低不当或者睡姿不好是诱发因素。

(2)上肢疼痛、麻木:颈椎不同神经疼痛的放射部位有所差异,可放射至枕部和上肢。表现为一侧肩背部沉重感、上肢无力、手指发麻、肢体皮肤感觉减退、握物无力(有时不自觉地握物落地)。

(3)行走不稳:是颈椎病中较重的一类症状,通常为脊髓压迫受损后的表现。典型表现是:下肢无力,行走不稳,两脚或四肢麻木,行走时如"踩棉花"的感觉。更严重者会出现大小便失控,性功能障碍,甚至四肢瘫痪。通常需与高血压、低血糖及其他神经病变相鉴别。

（4）颈部弹响：也是颈椎病常见的表现，多是由于颈椎小关节退变、增生引起的，平时有颈部紧绷感，活动时"咔咔"作响，活动后紧绷感可短时缓解。

（5）头痛头晕：部分颈椎病患者伴有头痛头晕。有的自觉房屋旋转，重者会出现恶心呕吐、卧床不起，少数可有眩晕、猝倒。但是常需与耳石症、梅尼埃病（曾称"美尼尔病"）、脑梗等疾病相鉴别。

（6）高血压：颈椎病可能导致高血压发作。如高血压患者经正规系统药物治疗效果不理想，则可能与颈椎病有关。

26　颈椎病也会导致头晕头痛吗?

很多人一出现头晕头痛，就觉得一定是脑袋出了问题。然而，去医院看病检查半天，却没检查出头部有什么问题。其实，头晕头痛并不一定是头部出了问题，而可能是颈椎病所致的"颈源性头痛"。

颈椎病为什么会导致头晕头痛呢？枕大神经和枕小神经从后脑勺两侧沿着耳后往上延伸至太阳穴，当颈部肌肉紧张或钙化时，就可能压迫这两条神经，导致这两根神经分布区域的疼痛。

颈源性头痛多数为偏头痛，头痛的位置一般位于眉弓、枕颈部以下，很少会出现在头顶位置。同时，患者还可能存在颈肩部酸痛。颈源性头痛经常发作，尤其是傍晚和晚上。经过良好的休息，第二天早上头痛症状会减轻。

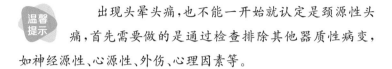

温馨提示 出现头晕头痛，也不能一开始就认定是颈源性头痛，首先需要做的是通过检查排除其他器质性病变，如神经源性、心源性、外伤、心理因素等。

27 什么是季节性颈椎病？

许多脊柱疾病与气候有一定的关系，比如颈椎病、腰椎间盘突出往往在气候变化、昼夜温差变大时发作，早春及秋冬季是颈椎病的高发时节。这也就是中医常说的"天人相应"，即"五运六气"与人体的健康密切相关。

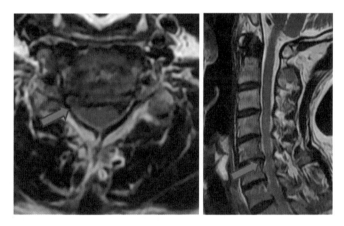

▲ 颈椎病的 MRI 表现

春秋季作为自然界阴阳交替的时节，人体容易受风寒侵袭，导致气滞血瘀，本就是颈椎病等疾病的高发期。而此时，如果长时间待在室内使用电子产品，压缩外出活动时间，颈椎病就更容易乘虚而入。

外界环境的风寒潮湿因素会降低机体对疼痛的耐受力,可使肌肉痉挛、小血管收缩、淋巴回流减慢、软组织血液循环障碍,继而产生无菌性炎症。长期的肌肉痉挛会使肌肉劳损,导致颈椎退变增生,引发脑部血管、脊柱神经、睡眠等方面的问题。

总之,我们应该根据气候变化采取相应的预防措施。比如,颈椎病患者应特别注意保暖,避风寒,尽量不在潮湿阴冷的环境中居住。同时,也应该积极进行体育锻炼,远离不良生活习惯,预防季节性颈椎病的发作。

28　出现颈椎"富贵包",是生病了吗?

颈椎"富贵包"是对一种颈部不良体态的俗称,其位于颈胸交界处的颈 7。此处本身棘突较大,正常时即于皮下凸起,中医称为"大椎穴",加上胸廓上缘的衬托,许多人此处会显得较为突出。"富贵包"多见于体态较胖者,成分包括突出的椎体棘突、增生的

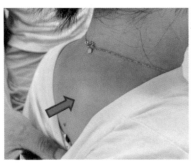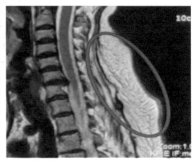

▲ 颈椎"富贵包"处增多的脂肪(左:实拍图;右:MRI)

软组织乃至形成的脂肪瘤，可以明显影响外观和正常的颈椎活动。

"富贵包"的形成原因如下。

（1）年龄增长，脂肪沉积：随着年龄的增长，皮下脂肪沉积逐渐增多，此处沉积会更明显，易形成凸起。

（2）皮下脂肪瘤形成：此处易发皮下脂肪瘤，此时，可以到普外科就诊，做 B 超明确，必要时可手术切除。

（3）颈椎曲度变直或反弓：长时间颈椎前倾的不良姿势，是"富贵包"形成的重要原因。

正常情况下，颈椎的生理曲度应该是向前凸出的，像拉开的弓弦；而由于长期伏案工作或者发育原因，颈椎生理前凸会消失或反弓。日常生活中，很多人都习惯于含胸、低头的姿势，这会让颈椎向前弯曲，与胸 1 产生一个小的交叉角，再加上低头的姿势会显著增大头部对颈椎的压力，因此造成这个交叉角部位的颈椎下段过度前凸、胸椎上段过度后凸，长此以往就会形成骨性突出。同时，

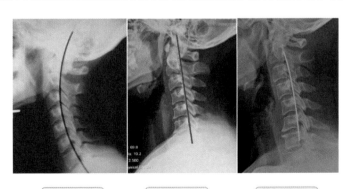

正常曲度　　　曲度变直　　　曲度反弓

▲ 颈椎曲度变化的 X 线片表现

周围附着的肌肉群也会因过度劳损而紧张、痉挛、肿胀,加速局部的脂肪沉积,让已有的包块变得更大。单纯颈椎曲度不良引起的"富贵包"并不明显,只有合并脂肪沉积时才会明显凸起。

日常生活中应如何预防"富贵包"?

① 不要长时间低头伏案工作,每 30 分钟要休息 5 分钟。

② 无论是看手机还是电脑,都要尽可能保持头部直立,不要低头含胸;看手机时可以把手机举到眼睛的高度,看电脑时要把桌子或电脑调高,不要低头。

③ 多活动活动颈椎,可以找一些颈椎活动操来跟着练习;进行羽毛球、乒乓球等运动,促进肩颈活动。

那么,如果已经有了"富贵包"该怎么办呢?

平时应改变生活习惯,保持良好的工作姿势和休息频率,多参加游泳、羽毛球、米字操等锻炼,再辅以牵引、理疗、按摩等,症状多能改善。对于颈椎骨性曲度改变不明显的人群,无须特意手术纠正颈椎曲度。还需要额外采用一些姿势进行锻炼。

(1)缩头练习:收下巴,头尽量后缩,双臂向后展开,能感觉到肩胛骨收紧,肩膀放松,保持 15 秒,重复 6 次。

(2)靠墙站立:双腿分开与肩同宽,靠墙站立,延展脖子后侧,可以用食指辅助推下巴向后,头靠墙,保持整个背部及头部紧贴墙面,保持 5~8 分钟。

29　低头看手机有什么危害？如何正确看手机？

当下，很多人都习惯了手机不离手，成为随时随地看手机的"低头族"，这可苦了我们的颈椎。越来越多的人开始出现颈椎疼痛，甚至年纪轻轻就得了颈椎病！

为什么会这样呢？要知道，我们的头部完全是依靠颈部的肌肉、骨骼的力量去支撑的，而头部的重量大约有 5 千克！我们正常平视时，颈部就需要承担这 5 千克的重量，而当我们低头时，颈部的受力将会更大：低头 15° 是 12 千克力（kgf），低头 30° 是 18 kgf，低头 45° 可达 22 kgf，低头 60° 则可以达到 27 kgf！因此，长时间或过度低头会使我们颈部肌肉因紧绷而劳损，颈部骨骼也可能因受压而变形，可不就容易出现颈椎病吗？

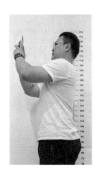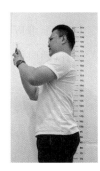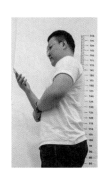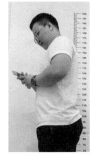

▲ 不同低头角度时颈部受力不同

有些朋友可能不以为然:现在大家都是"低头族",哪儿那么容易就患上颈椎病呢? 如果你也有低头看手机的习惯,那么请回想一下,是不是有时候会觉得颈肩部疼痛,头部活动时疼痛还会加剧? 其实这就是颈椎病的前兆! 如果继续发展下去,你可能就会患上颈椎病,颈肩部疼痛加剧,长期不能缓解。

有些朋友可能会说:你说的这些我都明白,但我的工作和生活就是离不开手机啊,能怎么办呢? 其实,这么说不是为了让大家不要看手机,而是要掌握看手机的正确姿势——平视看手机!

怎么做到平视看手机呢? 大家可以选择以下几种方法:

(1) 双手托举:看手机时,用双手把手机拿到眼睛的高度,这样就可以使头部保持直立,不用低头啦!

(2) 借助桌子:靠双手托着手机有点累人,怕是一会儿就坚持不住了,可以把手肘放在桌子上作为支撑,然后再把手机举到眼睛的高度。

(3) 使用手机支架:手机支架可是个好东西,买一个合适的手机支架,将其调整至能让手机与眼睛的高度一致,就可以解放双手了!

(4) 平躺:想躺着看手机? 那也不是不可以。但要把手机举到眼睛上方,手机屏幕向下倾斜45°左右,同时注意眼睛与手机保持30~50厘米的距离。

除了掌握正确的看手机姿势,还要避免长时间保持同一姿势看手机,每30~45分钟就要活动活动颈部。在工作间隙,应该适度进行一些颈部肌肉的锻炼,如前屈、后伸及旋转活动等,可以增强颈部肌群的力量,以及颈椎稳定性和应变能力。

30　预防颈椎病，什么才是正确的姿势？

颈椎病虽然不是啥大病，但是治疗起来比较麻烦，费时费力还费钞票。所以，趁着颈椎病还没找上门来，大家赶紧做好预防工作吧！

颈椎的退行性病变是导致颈椎病的主要原因。如前所述，我们一些不正确的行为会导致颈椎的负担增加，随着年龄增长，身体机能下降，使得颈椎的修复能力抵消不了损伤作用，长时间下来颈椎的结构和功能就会出现衰退，开始出现颈椎病的症状。身体机能的退化我们可能无力阻止，但是给颈椎减压的方法可不少，最简单的方法就是养成良好的姿势。好姿势的共同点是能维持颈椎的生理曲度。

（1）首先得站好！

正确的站姿应该是这样的：挺胸收腹，双肩充分打开并且稍微向后展，双手自然下垂并稍微合拢，下颌收紧，眼睛目视前方，收紧后腰，上提骨盆，绷紧腿部肌肉，夹紧膝盖内侧，这样才能保持脊柱处于正常的生理曲度。要纠正站姿，可以每天早晚都进行 15 分钟的贴墙训练：让背部贴着墙壁，在头上放上一本书，不要让书掉下。

关于站姿，如问题 29 所述，最重要的是千万不要做低头族！当我们低头到 60°的时候，我们的脖子大概需要承担近 27 千克力的重量！

（2）其次要坐对！

现在很多工作都需要长时间地坐着，因此，养成良好的坐姿非常重要。当然,就算姿势没有问题,也不宜久坐,每隔一段时间就要起来活动活动。

正确的坐姿应该:保持腰部挺直,也就是使腰椎轻轻地向前挺,而且不要侧向倾斜;颈部尽量保持竖直而且要放松,此时可双眼平视前方或是微微低头。需要长期伏案工作者,应合理分配工作与休息的时间,建议伏案工作学习1小时,起身活动一下或仰头5分钟,以放松颈肩部肌肉。另外,尽量不要跷二郎腿。

关于正确的坐姿,最重要的同样是避免低头。无论是看书还是手机,最好把它们举起来,不要轻易低下你那"高贵"的头颅。有条件的可以调整桌面高度与倾斜度,使头、颈、胸处于正常的生理曲度。

有些朋友坐着坐着发困了,图方便就趴在桌子上入睡,这样对颈椎很不好。这种姿势会使颈椎和腰椎过度屈曲,超过正常的生理曲度,容易导致肌肉过度紧张,颈部、背部和腰椎酸痛。如果实在是困了,也要尽量睡在躺椅上,当然直接去床上睡是最好的。

(3)还得躺得科学!

枕头:应选择软硬适中、容易塑形的材质,应放置在颈部而非头下,以达到维持颈椎正常生理曲度的目的。如果习惯仰卧,那么枕头的高度最好是8~13厘米,也就是略高于自己一个拳头的高度;同时,可以在腰部和膝盖下方再各放一个枕头,以缓解脊柱压力。如果习惯侧卧,那么枕头的高度应该等于单侧肩膀的宽度(13~16厘米),以使得颈椎与腰椎差不多在同一条水平线上。枕芯宜细碎、柔软,有一定硬度和透气性,可用谷皮、荞麦皮、绿豆壳等作为填充物。

睡姿:仰睡是比较推荐的,因为其能够更好地维持脊柱的生理曲度,适合有颈椎病的人。仰卧时,枕头应垫在头部和脖子下面,不要碰到肩膀,更不能只垫到后脑一半之处,膝下最好也放一个小枕头。侧卧时枕头高度要加高,两膝间也可以夹个小枕头。

温馨提示　想要颈椎健康,就要从生活中的每一个细节做起,从站对、坐对、睡好做起。睡前热敷颈部也有很好的预防作用。再加上一些能够锻炼颈椎的运动,如游泳、打羽毛球等,就能很好地保护颈椎健康。

31　预防颈椎病,颈椎操怎么做?

这里,笔者再教给大家一套简单的颈椎操,每天做一做,可以更好地预防颈椎病哦!

（1）按摩颈部:用左手掌来回摩擦颈部,口中默念 8 下后,开始捏后颈,然后换右手。

（2）左右转动:头向左转 90°,停留 3 秒,再向右转,停留 3 秒,做两个 8 拍。

（3）前后点头:低头,头部尽量向前伸,停留 3 秒,再向后仰,停留 3 秒,做两个 8 拍。

（4）旋转肩部:双手置于两肩,掌心向下,两臂先由后向前旋转 20～30 次,再由前向后旋转 20～30 次。

（5）肩颈反转:左手放在背后,右手手臂放在胸前,右手手掌立起向左平行推出,同时头部向右看,保持 3 秒,然后反方向重复。

（6）旋转头部:低头,将头部按"右-后-左-前"旋转 360°,重复

5次,再反方向旋转5次。

（7）静力对抗:用双手交叉抱住后脑,头向后用力,手予以适度的力量进行对抗,不做低头仰头的运动,只是静力对抗,持续3～5秒后,放松3～5秒,反复做5～7遍,每隔1小时做1次,每天可做10多次。

（8）抬头看手:双手交叉举过头顶,掌心向上,将头仰起看向手背,保持5秒。

另外,笔者还设计了一套"颈椎字母操",可以放松颈部肌肉,增加活动度,减少僵硬感,坚持练习可预防颈椎病的持续进展。本套健康操获得了患者朋友们的一致好评,并在多次比赛中获奖。读者朋友们可以扫描书末的二维码观看线上视频,进一步了解相关细节。

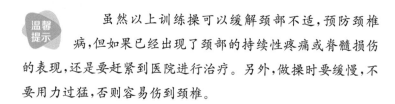

温馨提示 虽然以上训练操可以缓解颈部不适,预防颈椎病,但如果已经出现了颈部的持续性疼痛或脊髓损伤的表现,还是要赶紧到医院进行治疗。另外,做操时要缓慢,不要用力过猛,否则容易伤到颈椎。

32 患颈椎病应当避免的 10 件事,你知道吗?

对于症状较轻的颈椎病患者而言,主要的治疗方式还是保守治疗,比如热敷、烤灯或电磁波等物理治疗方法。如症状进一步加重,则给予非甾体抗炎药、肌肉松弛药、安定类药物等疗法。颈椎病患者尤其需注意调整生活习惯,避免一些可能加重颈椎病变的行为：

（1）随意按摩：对于某些颈椎病患者而言，肩颈部按摩可以让劳损、僵硬、发炎的肌肉松弛下来，改善其血液供应，加快恢复。但是，由于颈椎病有多个类型，并非每个类型的颈椎病都适合按摩，比如脊髓型颈椎病，如果随意按摩、捶打，反而会加重病症。即使是适合按摩的神经根型、交感型颈椎病，也需要注意按摩的手法不宜过重，否则可能会导致脱位、骨折或创伤。

（2）急刹车：当发生急刹车时，由于惯性，头部会突然向前运动，使颈椎受到冲击和牵拉，很容易导致急性的挤压损伤，从而加重原有的神经压迫，加重颈椎病。因此，开车时要避免急刹车，可以使用颈部 U 形枕起到缓冲作用。

（3）大幅度扭脖子：正常情况下，颈椎病患者扭动脖子可以促进局部血液循环，改善颈部肌肉僵硬的状况。但如果用力过大，就可能牵拉和冲击颈椎，从而加重颈椎病。

（4）做仰卧起坐：仰卧起坐是一种锻炼腹部肌肉非常好的方式，但对颈椎并不友好。"起坐"姿势时身体处于前弓的状态，不仅会增加胸腹腔压力，而且紧张的颈肩部肌肉会反复挤压颈椎，造成伤害；而如果姿势不正确或用力过猛，更会进一步加重这一伤害。

（5）睡姿不正确：趴在桌子上睡会使颈椎和腰椎过度屈曲，导致这些部位的肌肉过度紧张，长此以往，就会加重颈椎病。正确的睡姿应该尽可能保证颈椎处于正常生理曲度。

（6）枕头过低或过高：枕头过高时，颈椎长时间处于过度屈曲状态，颈椎后方的韧带和关节过度紧张，会加速颈椎退变；枕头过低时，颈椎会因张力过大而疲劳，形成慢性损伤，甚至造成黄韧带向前突入椎管。

（7）颈部受凉：当颈部肌肉长时间受凉时，会因为受到冷空气的刺激而发生保护性收缩。这时，颈部张力增高，很容易发生肌肉紧张性痉挛。长此以往，就会使颈部肌肉的稳定性减退，进而加速颈椎间盘的退变，压迫血管神经，加重颈椎病。

有些朋友天气热的时候喜欢用风扇或者空调对着脖子吹，这样人是凉爽了，但颈椎可能要受罪了。切记：长时间吹冷空调或风扇容易导致颈椎受凉，诱发颈椎病。此外，天冷的时候，也要注意给脖子围条围巾保暖。

（8）坐过山车：过山车速度非常快，可能导致颈部因惯性而前伸或后倾，加重颈椎负担；另外，乘坐过程中可能左右摇头，牵拉和冲击颈椎，从而加重颈椎病。

（9）长时间低头：如前所述，当我们平视前方时，脖子只需要承担起头部的重量；而当我们低头时，颈椎受力就会变大，使颈椎承受数倍于正常体位的压力。如果长期处于低头状态，颈部的肌肉会由于受力过多而处于紧张状态，加重颈椎病变。

（10）抽烟：抽烟会对血管产生慢性损伤，如果脊髓及神经根周围血管损伤，会导致脊髓及神经根出现缺血、缺氧，加重颈椎病。此外，抽烟还可导致血管发生痉挛、收缩，引起颈部肌肉缺血，也会加重颈椎病。

33 如何选择与使用颈托？

近年来，颈椎病的发病率越来越高。颈托是颈椎病保守治疗的一种常用手段，其作用主要是固定、支撑头颈部，适用于症状轻微,或症状明显但经休息能得到缓解者,以及年龄较大有器质性疾病者。此外,颈椎病手术治疗后也需要用颈托进行颈部制动;佩戴合适的颈托,可以帮助患者康复、巩固疗效。

颈托选择的原则为:固定牢靠、轻便透气、健康舒服、大小合适。颈部不适偶尔戴一下颈托或者颈椎术后辅助固定时,普通的费城颈托就可以满足要求。它由前、后两片组成,前片用于固定下巴,承托、固定头部,避免头部过多的活动。

切记颈托不是越贵越好。具有复杂功能的颈托其实并不推荐,比如加热、充气、远红外线或者药物治疗作用。过分追求充气、加热等功能可能会影响到颈托的固定效果。如果确实需要理疗功能,可以选择相应的理疗仪,也可短期佩戴上述颈托。

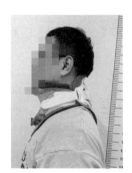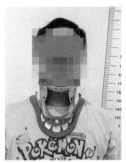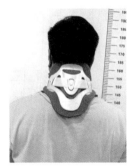

▲ 颈托佩戴示意图

使用颈托的注意事项如下:

① 宜将颈椎固定于中立位,松紧宜张口不影响讲话但不可全部张开,下巴处可放两根手指,日常使用无不适感。

② 颈托佩戴时间不宜过长,以免引起颈肩部肌肉酸胀甚至肌肉萎缩;戴颈托时活动不方便,不能进行驾驶或者其他有操作要求

的活动。

③ 在室外或公共场合等应注意用颈托保护,而在家中(特别是卧床时)可以不用佩戴。

④ 如果有不适症状,应及时找专业医生进行指导、调整。

34 门诊常见的颈椎疑问,一起了解下吧!

到脊柱外科门诊就诊的患者多是颈椎或腰椎有问题。很多患者被颈椎病困扰多年,颈肩部疼痛、僵硬,严重情况下上肢放射性疼痛或麻木,无力、不灵活,部分患者甚至整个躯干感觉异常,极大地影响正常生活。

笔者整理了门诊中患者经常问到的颈椎问题,希望能够对大家有所帮助。

(1)颈椎病一定会影响上肢活动吗?

并不是。颈椎病有很多种类型,如颈型颈椎病、神经根型颈椎病、脊髓型颈椎病、交感型颈椎病、椎动脉型颈椎病、食管型颈椎病等。其中最常见的是颈型颈椎病,也是症状相对最轻的颈椎病,主要表现为头、颈、肩疼痛等异常感觉;神经根型颈椎病、脊髓型颈椎病则比较严重,可能进展为上肢感觉、运动功能障碍;其他类型的颈椎病表现各不相同,但一般不会影响上肢活动。

(2)颈部酸痛,一定是颈椎病吗?

不一定。现在,很多人都习惯伏案工作,经常低着头看手机、用电脑,导致颈部肌肉和韧带负荷过大,以致肌肉劳损,出现颈部疼痛,这时如果尚未出现明显的病理性改变,还不能算作疾病。不过，如果出现颈部酸痛，乃至颈肩反复疼痛，应引起足够警惕，注意调整自己的姿势，否则长此以往，颈椎就会发生退行性改变，导致颈椎病。

（3）怎么确定自己有没有颈椎病？

如果发现自己有反复的颈肩部疼痛，甚至影响到上肢，就需要立即到医院骨科就诊，做进一步的检查。医生会根据患者临床表现，结合临床查体、影像学检查结果做出诊断。

（4）颈椎病可以保守治疗，不做手术吗？

有些患者是不用做手术的。很多读者朋友会把保守治疗理解成"佛系、不积极的治疗"，实际上并非如此。只要不涉及手术，临床上都称之为"保守治疗"。保守治疗能够帮助大多数患者缓解症状。

（5）颈椎病手术是不是越晚做越好？

当然不是。当检查结果表明，患者的脊髓和神经根已经受到压迫，甚至已经出现了损伤时，医生会建议做手术。要知道，脊髓和神经根一旦出现损伤、坏死，是难以修复和再生的。在应该做手术时迟疑、拖延，可能会导致颈椎受损情况加重，脊髓和神经根受到的压迫也会加重，非常有可能产生难以逆转的损伤，而那时即便下定决心手术，也可能出现四肢麻木、运动能力不佳，甚至是永久性的大小便失禁或瘫痪等后遗症。

（6）颈椎病手术是微创的吗？

目前，临床上采用较多的颈椎手术是通过前路肌间隙入路或后路椎板减压的小切口、精细化的手术，都属于微创手术的范畴。实际上，"微创"是一种理念，即在取得与原有手术相同甚至更好治疗效果的前提下，追求尽可能小的切口，切除尽可能少的人体组织,产生尽可能少的手术创伤。目前临床上所有的颈椎手术都是秉承微创理念进行的,大家可以放心。

(7)颈椎病手术费用大概是多少?

由于患者的疾病种类、疾病程度、身体状况,以及手术部位、手术方式、耗材选择等的差异,手术费用也是不同的。因此,很难明确告诉大家颈椎病手术的费用到底是多少,建议根据具体情况咨询当地医院。不过,既往昂贵的内固定耗材已经实行全国集采,大部分颈椎手术的费用已经下降了非常多,而且医保基本能够覆盖大半,因此颈椎手术一般个人负担不会很大。

(8)颈椎病可以做针灸推拿吗?

颈椎病本身与颈椎的退行性改变有关,针灸推拿可以缓解肌肉紧张、疏通经脉、减轻疼痛,如果只是单纯颈部疼痛,可以尝试。但如果颈椎病已经发展到上文提到的需要手术的地步,就不必考虑针灸推拿了,尽快手术才是最佳选择。

另外,进行针灸推拿一定要由专业人员操作,如果操作不当,可能会对身体健康造成不良影响。

第四章　腰背痛病因多

35　腰背痛的常见原因有哪些?

一说到腰背痛,很多读者朋友第一反应就觉得是腰椎间盘突出。殊不知,腰背痛是一个很复杂的症状,凡是涉及腰部皮肤、皮下组织、肌肉、韧带、脊柱、肋骨等部位的疾病,都可能引起腰背痛。本章中,笔者将对可能引起腰背痛的常见疾病进行逐一梳理。

可能引起腰背痛的疾病可以分为 5 类:脊柱及周围软组织疾病、神经系统疾病、内脏疾病、血管疾病和心理疾病。

(1)脊柱及周围软组织疾病。

脊柱及周围软组织疾病是引起腰背痛最常见的一类因素,主要是一些会引起脊柱、肌肉和韧带改变的疾病,如急性腰扭伤、腰肌劳损、腰椎间盘突出、腰椎骨质增生、腰椎管狭窄、腰椎滑脱、脊柱骨折、脊柱感染、脊柱肿瘤、先天性畸形、腰肌纤维组织炎等。

有些患者腰背痛发病较急,治疗后可快速缓解;有些则会持续较长的时间,可达数天甚至数年,且疼痛通常会在活动后加重,卧床休息后能够减轻；有些还会伴有下肢麻木、疼痛或间歇性跛行等症状。

（2）神经系统疾病。

有些神经系统相关的疾病会影响腰背部神经的功能，引起腰背痛，如急性脊髓炎、腰神经炎、颈椎炎、神经纤维瘤、神经鞘瘤以及其他累及神经根的囊肿和肿瘤。

神经系统疾病所引起的腰背痛常常具有放射性，疼痛可从腰部沿着腰椎向下延伸至臀部和大腿后侧。与腰椎间盘突出患者情况不同，为了减轻疼痛，神经系统疾病患者会在夜间起床四处行走。

（3）内脏疾病。

部分内脏疾病也可放射到腰背部，引起疼痛，如肺部病变等呼吸系统疾病、肾或输尿管结石、腹膜后肿瘤，以及盆腔、直肠、前列腺和子宫附件炎症等。

腰背痛一般不是内脏疾病的唯一或最主要症状，且疼痛不会因活动而加重，也不会因休息而减轻。

（4）血管疾病。

一些血管疾病也可引起腰背痛，如腹主动脉瘤、周围血管病变等。腹主动脉瘤所引起的腰背痛位置较深；而周围血管疾病除了引起腰背痛，还可引起间歇性跛行，需要与腰椎椎管狭窄进行鉴别。

（5）心理疾病。

单纯的心理因素也可引起腰背痛，只不过在临床上比较少见。心理疾病所引起的腰背痛没有典型特征，很难直接诊断，通常需要先排除掉器质性的病变才会考虑。

总而言之,能够引起腰背痛的原因非常多也非常复杂。当出现腰背痛时,不能一味止痛,更不能自行随意吃药、按摩,应该及时前往正规医院,由专业医生进行检查和诊断,明确腰背痛的真正原因后再进行针对性的治疗。对于反复腰背痛的患者,用腰围进行保护和固定也是有必要的。

36　什么是腰椎间盘突出症?

腰椎间盘突出症是指由于腰椎间盘发生退行性改变,出现纤维环破裂、髓核突出,刺激或压迫神经根、马尾神经,导致的腰疼、下肢疼痛、下肢麻木等症状。其病程较长,易反复发作,腰扭伤或劳累是常见的诱因。

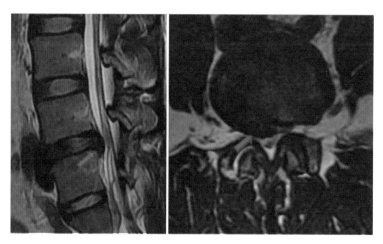

▲ 腰椎间盘突出的 MRI 表现(左:侧面,右:横断面)

37 　如何初步判断是否存在腰椎间盘突出?

当发生腰椎间盘突出时,可能因压迫周围神经、血管而出现一系列症状。如果出现了下面这些症状,读者朋友们就需要警惕腰椎间盘突出的可能了。

(1) 腰部疼痛。

很多腰椎间盘突出患者的首发症状就是反复出现的腰痛,以持续性腰背部钝痛为多见,卧位时疼痛有所减轻,站立或行走后加剧。有时亦可表现为腰部痉挛样剧痛,发病急,难以忍受,须卧床休息。有些患者还会伴有腿部的持续性钝痛,站立时明显,卧床后减轻。

(2) 下肢疼痛。

至少有 90％ 的患者会出现该症状。腰椎间盘突出时,髓核组织向后突出压迫神经根,在局部的炎性反应下,产生了下肢疼痛。轻者表现为由腰部至大腿及小腿后侧的放射性刺痛或麻木感,有时可至足底部,一般可以忍受。重者则表现为由腰至足部的电击样剧痛,且多伴有麻木感、跛行。

由于解剖上腰椎神经与坐骨神经是一体的,前者向下延伸称为坐骨神经,所以两者引起的疼痛症状常混淆为坐骨神经痛。其实,人们常说的坐骨神经痛在临床上称为"梨状肌综合征",是指由于外伤、炎症或发育畸形等导致梨状肌水肿、肥大压迫坐骨神经而产生下肢疼痛症状;而腰椎间盘突出症则指椎间盘突出压迫腰椎神经引起的下肢疼痛。两者的区别在于神经压迫的部位不同,症状略有不同,查体时也可以进行鉴别。

（3）下肢麻木、发凉。

多与下肢放射性疼痛并发,表现为下肢肌肉酸胀、麻木,或下肢皮肤麻木感明显、触觉减退等。部分患者自觉肢体发凉,这主要由于椎间盘压迫或刺激周围的交感神经纤维所致。

（4）间歇性跛行。

此为腰椎间盘突出的特异性症状。患者行走时,随着距离增多出现腰背痛、患侧下肢放射痛或麻木加重,蹲着或坐着休息时症状可以减轻,再行走一段距离后症状又出现。

（5）马尾综合征。

主要见于严重的中央型椎间盘突（脱）出者。其主要表现为会阴区麻木、刺痛、排便及排尿障碍、性功能障碍、鞍区感觉异常或双下肢坐骨神经受累。若出现大、小便失控及双下肢不全性瘫痪等症状,说明腰椎间盘突出已经非常严重,需要立即就医。

（6）足下垂或下肢乏力。

主要表现为脚背翘起无力,走路时常出现一只脚拖地。主要是由于长时间、严重的腰椎间盘突出（一般是腰 4/5 节段）压迫腰5 神经根,导致神经功能异常。足下垂一旦出现,即使进行手术解除神经根压迫,症状也很难恢复。

（7）下腹部痛或大腿前侧痛。

在高位腰椎间盘突出的患者中,可能出现神经根支配区的下腹部、腹股沟区或大腿前内侧疼痛,此种疼痛多为牵涉痛。

38 如何自测是否患有腰椎间盘突出？

读者朋友们根据以上内容，可以自行进行初步判断。此外，还可进行腰椎间盘突出的自测。如果怀疑患有腰椎间盘突出，需尽快就医确诊和治疗。自测方法如下。

（1）直腿抬高试验：平躺在硬质的平面上，全身保持放松，双腿伸直。让别人依次将左腿和右腿慢慢往上抬，在这个过程中保持膝关节伸直。如果还没有抬到70°就出现了腰部或腿部的明显疼痛（下肢抽筋、吊住的感觉），那很有可能就是腰椎间盘突出了。

（2）站姿弯腰测试：双腿并拢站立，向前、向下弯腰。健康状况下一般可以达到90°弯曲，甚至上半身靠近腿部。而腰椎间盘突出者则不能达90°，弯腰时会出现腰部剧烈疼痛，且弯腰幅度越大疼痛越严重。

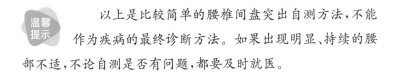

温馨提示　以上是比较简单的腰椎间盘突出自测方法，不能作为疾病的最终诊断方法。如果出现明显、持续的腰部不适，不论自测是否有问题，都要及时就医。

39 青少年也会发生腰椎间盘突出吗？

腰椎间盘突出是一种退行性改变，因此患者多是中老年人，很多人想当然地以为它不会发生在年轻人身上。然而近年来，青少年中腰椎间盘突出的发病率越来越高,目前,14～20周岁的青少年发病率为0.1%～0.2%。

为什么青少年的腰椎间盘会像老年人一样发生"退变"呢?

如果把我们的腰椎间盘比作一样工具,导致工具失用的可能原因,除了长期使用的磨损之外,还包括外力的损坏、错误的使用方法以及工具本身的问题,对应着青少年腰椎间盘出现"退变"的以下几点原因。

(1)运动损伤:运动可以增强体质,但青少年的腰肌薄弱,长期的剧烈运动或重体力劳动(比如举重、摔跤等高强度运动,瑜伽、舞蹈等柔韧性运动,或肥胖者运动减肥),很容易导致青少年腰部损伤,出现腰椎间盘纤维环的撕裂,导致腰椎间盘突出。同时,还可导致腰部软组织损伤,加剧腰椎间盘突出的进展。在患有腰椎间盘突出的青少年中,30%～60%有过腰部损伤史。

(2)不良坐姿:趴在桌子上写作业、跷二郎腿等不良坐姿会增加腰椎承受的压力,改变腰椎的正常生理曲度,时间长了就容易导致腰椎间盘突出。再加上青少年学业压力大,经常久坐不动,更容易腰椎间盘突出。

(3)肥胖:随着体重的增加,腰椎间盘承受的压力也会加大,这样长时间的过度负重,也容易导致腰椎间盘突出。

(4)腰椎疾病:发育性椎管狭窄等腰椎疾病也可诱发腰椎间盘突出。有些患者自身椎管较为狭窄,即便椎间盘突出不严重,也可能出现严重的神经症状。

(5)遗传:13%～57%腰椎间盘突出的青少年其父母也患有腰椎间盘突出,因而可能与遗传因素有关。

那么,青少年应该如何预防腰椎间盘突出呢?

(1)加强锻炼:每周锻炼2~3次,尤其要加强腰背肌训练,如慢跑、游泳等,以增强脊柱的内在稳定性。同时,应遵循量力而行、循序渐进的原则。

(2)避免外伤:运动时应避免高强度、过量运动,在运动中注意自我保护。

(3)注意坐姿,避免久坐:端正坐姿,腰背部挺直,背部与大腿、大腿与小腿、小腿与脚板垂直。避免跷二郎腿、伏案,同时应注意椅子不能过高。另外,每隔1小时都要起来活动一下。

(4)正确运用腰部力量:日常生活中,如需搬提重物,应采用屈髋、屈膝下蹲的方式,避免弯腰提重物。

(5)控制体重:青少年应合理饮食,控制好体重,超重的青少年应制订恰当的减肥计划。可乐作为一种青少年喜欢的常见饮料,与腰痛没有明确、直接的关系,但是如果长期、大量饮用,在缺乏锻炼的情况下,易引起超重、骨质疏松、腰痛等问题。

(6)积极治疗腰椎疾病:如果患有椎管狭窄等腰椎疾病,应积极接受规范治疗。

总而言之,腰椎间盘突出并非老年人的"专属",青少年也应当予以重视。

青少年腰椎间盘突出该如何治疗呢?

由于青少年尚处于骨骼发育期,发生腰椎间盘突出后,容易出现代偿性的腰椎侧弯、骨盆前倾体位等;如果长时间不纠正,则会影响其正常的骨骼发育，严重时还会导致畸形。因此，当青少年患上腰椎间盘突出，一定要积极治疗。

青少年腰椎间盘突出以保守治疗为主，方法主要包括卧床休息和药物治疗。腰椎间盘突出初次发作时，应严格卧床休息 3 周，之后需要佩戴腰围保护，3 个月内不要弯腰或搬重物。当腰腿疼痛难忍时，非甾体抗炎药和糖皮质激素可缓解疼痛，肌肉松弛药可改善肌肉痉挛，脱水剂可减轻神经水肿。还可以进行理疗和牵引治疗，但一定要在专业医生的指导下进行，否则可能适得其反。

当保守治疗效果不佳时，需要考虑手术治疗。青少年腰椎间盘突出保守治疗的效果往往不如中老年人。当患者经保守治疗 4～6 周后疼痛仍不缓解，或症状严重影响正常生活，或出现马尾综合征、神经功能障碍、脊柱畸形，则需要采取手术治疗。目前，临床上最常用的手术方法是微创椎间孔镜手术，作为微创手术，其具有创伤小、疼痛轻、恢复快等优点。

微创椎间孔镜手术有一定的复发概率，据文献报道大约是 10％，由于病情和手术医生不同，复发概率可能会有所差异。当然，大部分患者并不需要再次手术。如果出现症状持续加重或者保守治疗效果不好时，还是应再次考虑手术治疗。

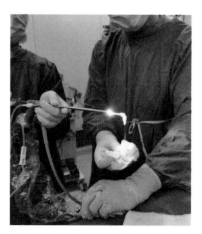

▲ 微创椎间孔镜手术摘除突出的椎间盘

41 一种特殊原因的腰痛——椎间盘源性腰痛

当出现反复腰痛时,腰椎间盘突出固然是我们常常怀疑的疾病。但有时候,影像学检查会发现腰椎间盘突出并不严重,也未出现神经根受压的症状,这是怎么一回事呢? 其实,这是一种挺常见,却不为人们熟知的疾病——椎间盘源性腰痛。

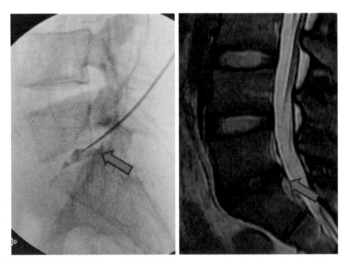

▲ 椎间盘源性腰痛患者的椎间盘造影及 MRI 表现

椎间盘源性腰痛是指由于椎间盘病变,如退行性改变、纤维环破裂、椎间盘炎等,导致椎间盘内疼痛感受器受到了刺激,从而引起的慢性腰痛。但是,通常讲的椎间盘源性腰痛不伴有椎间盘突出压迫神经。主要外部因素包括:长期劳累或久站、长期不良坐姿或站姿、腰部外伤或受凉等。

椎间盘源性腰痛的临床症状与腰椎间盘突出比较类似,主要表现为持续、反复的下腰痛,可能影响患者腰部活动范围,且在久站、久坐后加重,休息后不能立刻缓解。患者还会出现臀部、腹股沟区、髋部、大腿前侧的疼痛,偶尔还有膝盖以下的疼痛。但与腰椎间盘突出不同的是,椎间盘源性腰痛并不出现神经根受压的症状,即没有明显的下肢麻木,下肢疼痛主要是牵涉痛、局部痛。

当出现无法缓解的慢性腰痛时,要及时就医。医生首先会询问病史,了解疼痛的特点,然后进行体格检查,尤其是神经系统检查。椎间盘源性腰痛患者的神经系统检查通常无明显异常,无明显肌力减退、感觉障碍,神经根牵拉试验也常为阴性。其次,还会通过 X 线片、CT、MRI 等影像学检查来辅助诊断。X 线片、CT 检查可以辅助排除腰椎间盘突出、椎管狭窄等疾病,MRI 则可以明确是否存在腰椎间盘病变。必要时还可以进行椎间盘造影以进一步明确诊断。

由于椎间盘源性腰痛的临床症状与腰椎间盘突出相似,影像学检查也缺乏特异性,确诊比较困难。一般只要排除了其他可能引起腰痛的疾病,且明确发现椎间盘病变,即认为是椎间盘源性腰痛。

对于椎间盘源性腰痛,首先采取保守治疗,包括使用非甾体抗炎药、肌肉松弛药、阿片类药物等,以及针灸、按摩、推拿等物理治疗。如果保守治疗效果不理想,则可以进行手术治疗,包括椎间盘内注射治疗、射频或等离子消融术、椎间孔镜手术等方法。

只要积极接受治疗,椎间盘源性腰痛还是可以有效缓解的。但如果未能及时有效治疗,椎间盘病变可能会逐步加重,进而引起更加严重的腰椎问题。

 什么是腰椎管狭窄症?

中老年人可能会出现这样的情况:走路没多久腿就酸、麻、胀或疼痛,休息后症状有所缓解,但继续行走一定距离后又开始不适。有些人会以为只是因为上了年纪,但实际上很多人都是由于发生了腰椎管狭窄所导致的。

进入中老年后,腰椎管的结构会出现退变、增生,腰椎椎体骨质增生,腰椎间盘内水分丢失、弹性下降,就容易出现腰椎间盘膨出甚至突出,导致腰椎管狭窄。椎管空间减小压迫腰椎神经和血管,导致局部缺血缺氧。而腰椎管狭窄症正是由于腰椎神经和血管等组织的活动空间减小,导致腰骶部或下肢疼痛的一种临床综合征,可伴或不伴有背痛。其在人群中的发病率约为 11%,60 岁以上发病率更高。

腰椎管狭窄的主要原因有先天性椎管发育不全和后天性因素,以后者为主。后天性因素主要包括:

(1)骨质增生:骨关节炎会引起腰椎的磨损和增生,促使骨赘形成,其可长入椎管内,压迫脊髓和神经根。另外,脊柱的退行性改变以及 Paget 病(也称畸形性骨炎)也会引起腰椎骨质增生。

(2)腰椎间盘突出:腰椎间盘发生退行性改变后,在外力因素的作用下,会突出到后方椎管内,导致椎管狭窄。

(3)韧带肥厚:椎管内的韧带发生退行性改变,会逐渐钙化、增厚,增厚的韧带突入椎管,可造成椎管狭窄。

（4）脊柱外伤：车祸或其他创伤可导致一个或多个椎骨的脱位或骨折，继发椎管内容积减小。

（5）腰椎滑脱：腰椎滑脱患者相邻椎体之间有相对滑移，会导致椎管继发性狭窄。

（6）医源性腰椎管狭窄：椎板切除术或脊柱融合术可能导致邻近节段的狭窄。

43　如何早期发现及预防腰椎管狭窄？

腰椎管狭窄的临床表现复杂多样，轻重不一。下面是一些常见的表现，可以帮助大家尽早自行诊断，及时就医检查。

（1）腰痛。

腰椎管狭窄所致腰痛与腰椎间盘突出不同，后者疼痛症状更重，有时发病急，难以忍受，须卧床休息。而前者多表现为腰背部酸痛，腰部后伸时疼痛明显，身体前倾时缓解。

（2）下肢麻木、酸痛。

腰椎管狭窄患者处于坐位时，无下肢症状；站立时，开始出现下肢酸胀、麻木、无力等症状，平卧或坐位休息后症状消失。

（3）间歇性跛行。

此症状是腰椎管狭窄最具代表性的症状，主要为步行后腰椎神经和血管局部缺血缺氧所致。表现为：患者行走一定距离后，双下肢酸胀、麻木、无力，出现跛行，不得不停下来休息。蹲下休息一会儿后即可缓解，骑自行车时不受影响。随病情加重，步行距离逐渐缩短至 100 米，甚至 50 米。

总之，很多腰椎管狭窄患者在疾病初期并没有明显的不适，严重者才会出现间歇性跛行、腰背痛和下肢放射性疼痛，以及马尾综合征。

预防腰椎管狭窄，首先要避免一些不良姿势，如久坐、久站、弯腰搬重物、抬重物时扭转腰部、坐时跷二郎腿等。其次，注意锻炼时不要选择太过剧烈的运动方式。

什么是腰椎滑脱？出现什么症状需要警惕？

一些中老年患者因为腰痛来医院就诊，医生一般首先怀疑腰椎间盘突出。但其实，还有很多疾病也会造成老年人的腰痛，比如经过拍片检查后诊断出的"腰椎滑脱"。拿到诊断结果的患者多数一脸茫然："啥是腰椎滑脱？严重吗？需要手术吗？不会瘫痪吧？"

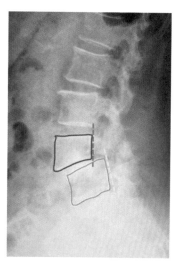

▲ 腰椎滑脱的 X 线片

下面，笔者就为大家介绍一下腰椎滑脱是怎么回事。

相信大家都听过关节脱位，其实也可以把腰椎滑脱看作是腰椎发生了脱位。人的脊柱就像是由 26 块"积木"垒起来的"高塔"，每块积木都有一定的活动范围，同时又与其上下的"积木"之间精确吻合，从而保证整体的稳定性。

而"腰椎滑脱"就是某一块"积木"歪了，脱离了原本的位置，发生了向前、后或者左右两侧的位移，而这就会使整个"高塔"的受力发生改变，影响我们脊柱的稳定性。

前面已经介绍过，一节节的腰椎之间有个中空的椎管，里面走行着脊髓或马尾神经，腰椎椎管外面也走行着各种各样的神经。腰椎滑脱的发生，会压迫到周围的神经，椎管走行也会发生改变，使得椎管内空间变小，压迫硬膜囊或者马尾神经，引起腰痛等症状。

腰椎滑脱多见于 50 岁以上的中老年人，女性患者多于男性。多数腰椎滑脱患者可长期无明显症状。部分患者会出现持续性的腰痛或腰痛伴下肢痛，休息时缓解，活动时加重；有些患者还会出现姿势异常，比如常常弯腰或屈髋行走。临床上具体的症状有如下几个方面。

（1）腰骶部疼痛：多表现为钝痛，极少数患者可发生严重的尾骨疼痛。疼痛可在劳累后出现，或于一次扭伤之后持续存在。站立、弯腰时加重，卧床休息后减轻或消失。

（2）坐骨神经受累：表现为坐骨神经走行的区域持续性或阵发性疼痛、麻木，包括臀部、大腿后方以及小腿等部位。这是由于峡部断裂处的纤维结缔组织或增生骨痂可压迫神经根，滑脱时神经根受牵拉。

（3）间歇性跛行：若腰椎滑脱比较严重，导致神经受压或合并腰椎管狭窄，则常出现间歇性跛行症状。患者从开始走路，或走了一段路程以后（一般为数百米左右），出现单侧或双侧腰酸腿痛，下肢麻木无力，以致跛行，但蹲下或坐下休息片刻后，症状可以很快缓解或消失，仍可继续行走，再走一段时间后，上述过程和状态再度出现。

（4）马尾神经受损相关症状：当腰椎滑脱严重时，可压迫马尾神经，出现下肢乏力、鞍区麻木及大小便功能障碍等症状。

（5）腰椎前凸增加，臀部后凸：滑脱较重的患者还可能出现腰部凹陷、腹部前凸，甚至躯干缩短、走路摇摆。

45　为什么会发生腰椎滑脱？

腰椎滑脱形成的主要原因大致可分为先天性因素和后天因素。正如前文比喻的，腰椎这些一块块的"积木"可都是贪玩的主，天生好动，正常腰椎前屈可达 90°，向后及向左、向右分别可达 30°。而正常情况下腰椎不会发生滑脱，是因为这些"积木"虽然好动，但平时一直受"管教"。腰椎周围的韧带、肌肉、关节、椎间盘就像是脊柱这座"高塔"周围的固定器，保证了在这么大活动度的情况下，腰椎的一块块"积木"不发生位移。但要是这些固定装置出了问题，腰椎滑脱也就容易发生了。

具体来说，目前认为腰椎滑脱的病因主要包括：

（1）椎弓发育不良：这类患者腰椎之间连接的关节或第 5 节腰椎本身发育有缺陷，使得腰椎的结构不稳。

（2）腰椎峡部裂：腰椎峡部位于椎板上下关节突移行部位，是腰椎受力最为集中的地方。患者由于各种先天、后天原因导致腰椎峡部出现断裂，如图所示，椎体连接部位一分为二，导致连接不稳。这类滑脱最常出现于腰 4/5 或腰 5/骶 1 节段。

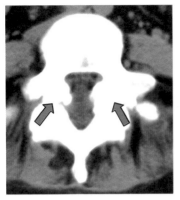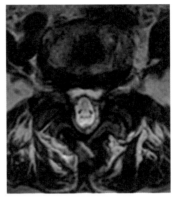

▲ 腰椎峡部裂引起腰椎滑脱的 CT（左，图中红色箭头示断裂处）及 MRI（右）表现

在腰椎斜位片上可以看到"狗颈征"，即峡部裂的位置正好位于整个椎节（形似小狗）的"脖颈"位置，如下图中红色箭头所示。

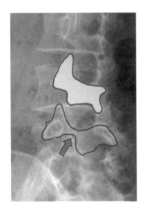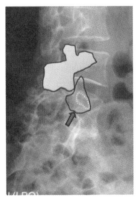

▲ 腰椎峡部裂的 X 线斜位片表现

（3）退行性改变：后天性腰椎滑脱主要是由退行性病变引起的。随着人年龄的增长，腰椎椎间盘发生退行性改变，周围韧带逐渐松弛，后方小关节也发生退变，这些老化的支撑结构无法很好地

保障腰椎的正确位置,就可能会出现腰椎滑脱。这类滑脱常出现的节段按发生率由高到低依次为腰 4/5 节段、腰 3/4 节段和腰 5/骶 1 节段。

（4）外伤性因素：剧烈外伤会对支撑结构造成破坏,对腰椎产生巨大的冲击,引起骨折,从而增加腰椎滑脱的风险。

（5）病理性因素：腰椎肿瘤、骨质疏松等疾病会造成腰椎骨质破坏,脆性增加,引起腰椎滑脱。

（6）医源性因素：一些外科手术可能导致脊柱结构不稳定,造成腰椎滑脱。

46 如何预防腰椎滑脱?

（1）加强腰背肌功能锻炼。

腰背肌肉强劲可以增加腰椎的稳定性,防止发生腰椎滑脱。可以选择小燕飞、五点支撑、平板支撑等方法,注意锻炼强度,循序渐进。

在腰椎滑脱发生的早期,如果能进行适当的运动,增加腰背肌的力量,有望代偿腰椎滑脱引起的腰椎不稳,达到一个平衡、不出现腰疼症状的状态。

（2）减少腰部过度活动。

腰部的过度活动可导致腰肌劳损,影响腰椎的稳定性。要减少腰部过度旋转、蹲起、负重等活动。

（3）减轻体重。

体重过重,尤其是腹部脂肪堆积,也会增加腰椎负担,影响其稳定性。存在超重尤其是肥胖问题的读者朋友要记得制定合理的减肥计划，预防腰椎滑脱哦。

47 如何选择与使用腰围？

近年来，腰椎疾病的发病率一直居高不下。腰围（也称腰托）作为一种常用的保守治疗手段，能够保护腰椎肌肉、增强腰椎稳定性、缓解腰部疼痛，应用广泛。它主要适用于症状轻微，或症状明显但经休息后能得到缓解者。同时，腰椎手术治疗后也需要腰部制动，合适的腰围可以帮助患者康复、巩固疗效。

但是，市面上的腰围品种繁多，价格悬殊，带有发热、艾灸、盐包等功能的腰围层出不穷。那么，我们该怎么去选择一个适合自己的腰围呢？

腰围的选择原则是"支撑有力、舒适透气"，需注意以下几点。

（1）支撑性好：腰围内一般衬有半硬铝合金条或医用纤维塑胶条，能起到支撑、保护腰椎的作用，同时也可以限制腰椎活动度。选购时可以尝试掰弯一下，以形变 10% 左右为宜。

（2）透气性好：腰围的材质一般选择透气材料，长时间佩戴出汗少、不易过敏。选购时可用吹气的方法简单评估一下材质的透气性。

（3）舒适性好：无论是腰围内衬的舒适度，还是腰围的大小，都会关系到佩戴的舒适性，所以，选购时要尽量亲身试戴。

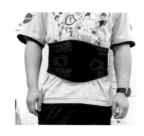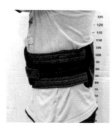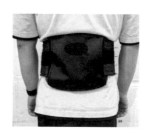

▲ 腰围佩戴示范

另外,腰围并不是价格越贵就越好。带有充气、加热、红外线等辅助功能的腰围,价格普遍比较高,确实会让腰部更舒服一点,但是最终目的都是限制腰部活动、增加对腰椎的支撑力度以及局部保暖。可以适当选择需要的辅助功能,但不应一味追求功能的多样性。

使用腰围的注意事项如下:

① 佩戴腰围时仍应加强腰背肌锻炼,特别是卧位"小燕飞"等项目。

② 佩戴腰围的时间不能过长,一般以月为单位,腰痛保守治疗者以一个月为佳,术后康复患者以两个月为佳,时间过长则会引起腰部肌肉萎缩、腰部僵硬等问题。

③ 腰围佩戴宜松紧合适,过紧易与骨盆接触摩擦,也会增加腹内压;过松则效果不佳。

④ 在室外公共场合或活动量大时应注意腰围保护,而在室内或活动量小(特别是卧床)时可以不用佩戴。

⑤ 如果有不适症状,应及时找专业医生进行指导、调整。

第五章　骨质疏松要当心

相信大家都发现了，人到了一定岁数，随着年龄的增加，身高会逐渐"缩水"。而这样的现象除了和老年人驼背、屈腿的姿态有关，还可能提示了一种老年人常见疾病——骨质疏松。

骨质疏松的发病与年龄息息相关，已经成为影响老年人生活质量的重要因素。据统计，我国65岁以上人群的骨质疏松患病率达到了32％，也就是说，平均每10个老年人当中就有3名骨质疏松患者。

48　骨质疏松是怎么回事？

人体的骨头由钙质等无机物和胶原等有机物组成，就像建房子需要水泥和钢筋一样。只有当无机物和有机物都充足，骨的微结构和骨量都良好时，骨头的质量才能保证。而钙质流失、胶原减少会造成骨质下降、脆性增加，骨的破坏速度大于生成速度，最终发生骨质疏松。

我们的骨头中有纵横交错的骨小梁，其就像支撑房子的承重墙一样。骨质疏松会导致骨小梁被破坏,支撑作用变弱,如同房子失去了部分承重墙,我们的骨头就变得脆弱了。有时候,只是很小的外力,如摔倒、撞击,甚至是打喷嚏,都会导致骨头断裂。

49 为什么会发生骨质疏松?

骨质疏松主要分为原发性和继发性两类。

（1）原发性骨质疏松。

分为绝经后骨质疏松（Ⅰ型,一般发生在妇女绝经后 5～10 年内）,老年性骨质疏松（Ⅱ型,一般指 70 岁以后老年人发生的骨质疏松）以及特发性骨质疏松（包括青少年型,但病因尚不明）。

绝经后骨质疏松的原因:性激素会影响骨代谢,而女性绝经后雌激素水平降低,无法有效抑制破骨细胞,导致破骨细胞活跃,骨细胞被快速分解、吸收,骨量下降且流失加快,骨骼中空隙增加,形成骨质疏松。

老年性骨质疏松的原因:骨质疏松之所以容易发生于老年人,一方面是因为老年人性激素水平降低,无法抑制发挥骨吸收作用的破骨细胞,却会抑制发挥骨合成作用的成骨细胞,导致骨量减少;另一方面是因为衰老过程中会伴随营养吸收能力下降、器官功能衰退等问题,维生素 D 和钙的缺乏也会导致骨量和骨质的下降。

绝经后骨质疏松与老年性骨质疏松的区别:①发病原因:前者是由于女性绝经后性激素水平降低,特别是雌激素水平显著下降,导致破骨细胞功能增强,骨吸收增加,从而引发骨质疏松。而后者则涉及多方面的因素,包括衰老、营养摄入不足、运动减少等,这些因素导致骨形成减少,骨吸收增加,最终引发骨质疏松。②发病年龄:前者发生在绝经后的女性身上,通常在绝经后的5～10年内出现。而后者则主要见于70岁以上的老年人,且不局限于女性,男性也可能患病。③症状表现:绝经后骨质疏松的症状主要包括骨骼疼痛、骨折等,但早期常无明显症状,不易被察觉。老年性骨质疏松的症状则更为多样,包括身高缩短、驼背、骨折等,且症状通常较为明显。④骨丢失速度:绝经后骨质疏松患者的骨丢失速度较快,尤其是在绝经后的前几年内。而老年性骨质疏松患者的骨丢失速度相对较慢,呈现出缓慢而持续的特点。

（2）继发性骨质疏松。

由内分泌疾病、结缔组织疾病、慢性肾脏疾病等影响骨代谢的疾病(如甲状腺功能亢进、糖尿病、类风湿性关节炎)或药物(糖皮质激素、甲氨蝶呤等)导致的骨量减少造成,占全部骨质疏松的10%～15%。

除了上述原因外,一些特殊因素,比如吸烟、酗酒、摄入过多含咖啡因饮料、长期卧床、胃切除等,也可能诱发骨质疏松。

50　骨质疏松是怎么导致老年人身材变矮的?

我们人体的躯干是由脊柱支撑的,脊柱共由26块椎骨构成。椎骨的主要承重结构是椎体,它含有大量的骨松质,而骨质疏松最容易影响的就是骨松质。随着骨松质内的骨质吸收,椎体的强度和抗压能力也会大大降低。这个时候,仅是自身的体重都可能使椎体受压变形、缩短,整个脊柱就会变短,人也就矮了一截。

另外,正是因为骨质疏松,老年人的椎体还容易发生骨折,一次咳嗽、一个转身,都可能是"不可承受之重"。有些患者会觉得很奇怪:我年轻的时候不会这么容易就发生骨折啊,现在这是怎么了? 实际上,骨质疏松患者的骨头变"脆"了,当然就容易折断。椎体骨折后,在重力的作用下会变短,身高也就越发"缩水"了。

51 老年人为什么会驼背?

老年人的驼背可能由多种因素引起。以下是常见的几种原因:

(1)骨质疏松:随着年龄的增长,骨质疏松的发生率增加,常表现为多个椎体的缩短、变形,脊柱的支撑能力下降。

(2)肌肉力量下降:随着年龄的增长,老年人的肌肉会发生萎缩,特别是背部肌肉的质量和力量逐渐下降。这使得脊柱难以维持其正常的生理曲线,从而导致驼背。

(3)椎间盘退行性改变:随着年龄的增长,椎间盘会发生退行性改变,水分减少、变薄,使得脊柱的高度降低、支撑能力减弱,容易发生驼背。

(4)长期不良姿势:如弯腰、低头、久坐等,会导致脊柱的形态改变,形成驼背。

(5)关节病变:某些病变,如强直性脊柱炎、椎体肿瘤等,也可能导致驼背。

总的来说,老年人驼背的原因是多方面的,可能与骨骼、肌肉、椎间盘、姿势等因素有关。因此,养成健康的生活方式,保持适当的运动和良好的姿势是预防驼背的重要措施。

52　老年人骨质疏松会带来哪些危害?

老年人最开始出现骨质疏松时,可能没有什么明显的症状。但随着骨质的不断下降,症状会逐步加重。

(1) 乏力、疼痛。

部分患者容易疲劳、乏力和腰背痛,劳累后症状加重、负重能力下降。其中,70%～80%的患者都存在腰背痛。疼痛沿着脊柱向两侧扩散,仰卧或坐位时疼痛减轻,在直立后伸、久立久坐、姿势改变、负重活动时或长时间行走后、夜间疼痛加剧。一般骨量丢失12%以上时会出现骨骼疼痛。

如果发生骨质疏松性脊柱骨折,则会无法负重,甚至活动受限。其所致疼痛有以下特点:疼痛在活动后加重,卧床休息后可减轻;一般局限于腰背局部,可伴有骨折下方两侧腰背肌牵拉痛。骨质疏松性脊柱骨折一般不会压迫马尾神经和脊髓,因此大多不会出现下肢麻木、无力等神经症状。

(2) 驼背。

骨质疏松患者的身高一般缩短3～6厘米。脊柱椎体前部负重大,尤其是胸 11、12 及腰 3,容易压缩变形,形成驼背。随着年龄增长,骨质疏松加重,驼背曲度也会加大。

(3) 脊柱变形、骨折。

当发生骨质疏松时,骨质量与钙含量同时减小,髋部、腕部及椎体是骨质流失最明显的部位。骨质疏松患者很容易发生骨折，据报道，每3秒就会发生一起骨质疏松性骨折！骨折可能导致驼背等脊柱畸形进一步加重，甚至影响心肺功能。严重的腰椎压缩骨折还会牵连腹部脏器，出现便秘、腹胀等症状。除了椎体，髋部、前臂等部位也容易出现骨折。

调查显示，我国每年约有20万中老年人因骨质疏松造成髋部骨折，其中约30％因此而死亡。股骨颈及股骨上端骨折可使患者长期卧床，不但丧失生活自理能力，而且可能出现脑梗死、肺或泌尿系统感染，一年内病死率可达20％。绝经后女性每年死于骨质疏松性骨折的人数已经超过乳腺癌和卵巢癌死亡人数的总和。骨折后患者即使存活，也常常遗留慢性疼痛和残疾等问题，影响患者生活质量。而且，发生过骨折后，再次骨折的概率会明显上升。

53　男性和女性的骨量变化规律有何异同？

相同点：

① 生长发育期：从出生一直到青春期前，男性和女性的骨量并没有差异，骨量的增长速度也相似。

② 骨量流失：随着年龄的增长，无论男性还是女性，都会出现骨量流失的现象。

不同点：

① 青春期骨量增长：青春期开始后，骨量增长开始出现性别差异。男孩通常在15～18岁时骨量持续增长，而女孩在月经初潮

后2～4年骨量增长存在一个明显减慢的过程。这导致男性的峰值骨量通常高于女性。

② 峰值骨量：人体一般在30～35岁达到骨量的峰值，遗传因素对骨量的影响占据主导地位，后天的钙摄入量及运动等因素也有一定的影响。由于男性青春期持续时间要长于女性，加之男性的骨形态大小和骨皮质厚度都要比女性大，因此男性腰椎、股骨远端的峰值骨量总是大于女性。

③ 成年期骨量维持：在成年期，男性的皮质骨量高于女性，而松质骨量与女性相似。女性在妊娠及哺乳期会有明显的骨量丢失，尽管在哺乳期过后会有所恢复，但未必能够恢复到孕前状态。而男性在生育期并没有类似的变化，所以男性在骨量的维持方面要优于女性。

④ 老年期骨量下降：随着女性卵巢的衰老，女性会出现绝经期，在绝经期前女性已经存在快速的骨量流失。而男性生殖功能的下降是一个缓慢的过程，故男性的骨量快速丢失期较女性晚，骨量下降也不如女性明显。

综上所述，女性更易出现骨质疏松，因此，应根据不同时期的特点，采取相应的措施来维护和增加骨量，特别是峰值骨量。对于已经进入中老年的人群，仍然可以通过合理的饮食和运动来减缓骨量的流失速度，从而降低骨质疏松的发生风险。

 如何判断是否存在骨质疏松？

部分骨质疏松患者会出现乏力、疼痛等症状，但并不是所有的骨质疏松患者都有症状,很多人都是在发生了骨折后才发现自己有骨质疏松。骨密度检查是目前临床上诊断骨质疏松的金标准,患者还可以抽血化验相关指标以进一步评估。

55 骨质疏松与佝偻病、骨质软化有何区别?

虽然三者都与骨代谢和骨骼健康有关,但它们之间还是存在明显区别的。

（1）佝偻病:主要发生在幼儿期,由于维生素 D 缺乏或不足,导致钙、磷代谢紊乱,使正在生长的骨骼不能正常矿化。表现为生长中的骨骼软化、弯曲变形,最常见的是下肢弯曲。

（2）骨质软化:成人(特别是孕妇、哺乳期妇女和老年人)缺乏维生素 D 和钙、磷时容易发生。由于骨组织钙化不良,脊柱、骨盆及下肢各部位均可发生变形,常出现骨痛、肌无力、骨折等。

（3）骨质疏松:是一种全身性骨病,以骨量减少、骨组织微结构破坏为特征,导致骨脆性增加,容易发生骨折。常见于绝经后女性和老年人,但也可发生在年轻人中。

56 骨量减少与骨质疏松有什么区别?

骨量减少与骨质疏松是两种不同程度、不同阶段的骨质异常问题,两者相互关联,又有所区别。骨量减少提示骨密度有所降低,可能是骨质疏松的早期阶段,其特点是骨密度 T 值在 −2.5

和－1.0 之间。

　　骨量减少:骨量减少是指骨骼中的矿物质含量略有减少,但骨骼结构基本保持正常。骨量减少可能会导致骨骼的脆性增加,但一般还不足以引发骨折。在这个阶段,通常没有明显的症状,但如果不及时采取措施,骨量减少可能会进一步发展为骨质疏松。

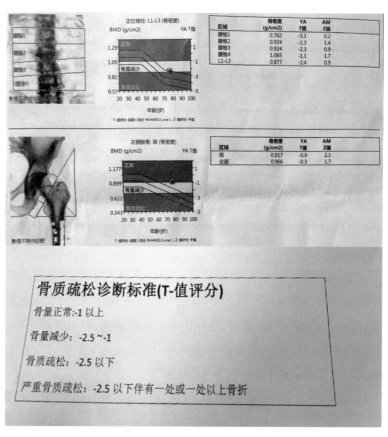

▲ 骨密度检查结果示例

骨质疏松:骨质疏松是一种更为严重的骨骼疾病,其特征是骨密度和骨质量下降,骨微结构破坏,导致骨脆性增加,易发生骨折,尤其是髋部、脊柱和手腕等部位。骨质疏松患者即使仅受到轻微的外力也可能发生骨折。骨质疏松的症状包括疼痛、身高缩短、驼背等。

如前和下文第十六章所述,要确定是否存在骨量减少或骨质疏松,通常需要进行骨密度检查。

57 如何防治骨质疏松?

骨质疏松重在预防,一般采用三级防治措施。

1级:养成健康的生活方式。保持足够的钙及维生素 D 的摄入,进行规律的负荷运动,戒烟,避免酗酒,预防摔倒及保护髋部等。

2级:绝经女性、糖尿病患者等群体应注意防治有关疾病以及并发症。

3级:老年骨质疏松患者应进行相应系统性治疗。中老年骨质疏松性骨折患者应积极手术,实行内固定或椎体强化术,早期活动,同时采取体疗、理疗、营养、补钙等综合性措施,以遏制骨丢失、提高免疫功能。通常每日应补充钙剂 1 200 毫克、足量维生素 D以及双膦酸盐(如阿仑膦酸钠)、降钙素等。

58 如何正确补钙?

（1）多吃绿叶菜：绿叶菜中的钙含量丰富，有些甚至不输牛奶，是一个很好的膳食来源。例如，100 克的芥菜含有 200 多毫克的钙，而同克重的菠菜含有 66 毫克左右的钙。此外，绿叶菜中还富含维生素 K，这种维生素可以促进钙的吸收和利用。

（2）注重全面饮食及户外运动：为了达到更好的补钙效果，人们应该保持饮食的多样化，适当摄入各种富含钙的食物，如牛奶、豆制品等。同时，充足的户外运动和日光照射也有助于促进钙的吸收和利用。

（3）不能依赖骨头汤补钙：骨头中虽然含有钙质，但这些钙质很难溶解于水，即使经过长时间的炖煮，骨头汤中的钙含量仍然很低，达不到补钙的需求。此外，骨头汤中还含有大量的脂肪和嘌呤，长期大量饮用容易导致肥胖、高血脂、痛风等健康问题。

第六章　脊柱侧弯危害大

据统计,我国 10～18 岁青少年脊柱侧弯的患病率为 1.2%,中小学生发生脊柱侧弯的人数已经超过了 500 万,并且还在以每年 30 万左右的速度递增。脊柱侧弯已经成为继肥胖、近视之后,危害我国儿童青少年健康的第三大"杀手"。脊柱侧弯不仅会导致儿童青少年体形异常,还可能影响心肺功能,严重损害健康,家长们必须重视起来!

59　什么是脊柱侧弯?

脊柱侧弯,又称脊柱侧凸,是指脊柱的一个或多个节段向左边或右边弯曲,偏离身体中线,或者伴有椎体旋转,导致脊柱发生三维旋转畸形。正常情况下,从背后观察我们的脊柱应该是一条直线。当怀疑脊柱侧弯时,可以测量脊柱弯曲的角度,即 Cobb 角,当 Cobb 角大于 10°时,就判断为脊柱侧弯。

60 脊柱侧弯分几类?

脊柱侧弯可能是先天性的,也可能是由于后天原因(外伤等)造成的。可以根据不同的分类标准进行分类。

① 病因:按照病因可以分为先天性脊柱侧弯、特发性脊柱侧弯、退变性脊柱侧弯、神经肌肉型脊柱侧弯、神经纤维瘤型脊柱侧弯等,其中最常见的是特发性脊柱侧弯,即发生原因不明的脊柱侧弯。

② 发病年龄:按发病年龄可分为婴儿型(0～3 岁)、少儿型(4～10 岁)、青少年型(11～18 岁)和成人型(>18 岁)。

③ 结构性或非结构性:与结构性脊柱侧弯不同,非结构性脊柱侧弯多为一时的症状,比如姿势性侧弯和肌肉痉挛性侧弯等。

61 特发性脊柱侧弯和青少年特发性脊柱侧弯分别指什么?

特发性脊柱侧弯是指出生时脊柱正常,随身体发育而出现原因不明的脊柱弯曲,又分为婴儿型、少儿型、青少年型和成人型。"特发性"指的是脊柱侧弯的病因尚未明确,需要排除发育异常及炎症、肿瘤、创伤等导致的侧弯畸形。

由于青春期骨骼发育比较快,容易出现急性加重,因而脊柱侧弯多发于 10～16 岁的青少年,称为青少年特发性脊柱侧弯。该疾病女孩发病多于男孩。在青春期这个生长发育的关键阶段,脊柱还没有完全定型,肌肉和韧带也相对薄弱,这时候如果存在一些不良因素,很容易影响脊柱的正常发育,造成脊柱侧弯;而随着身高的增长和脊柱的发育,侧弯的程度还可能不断加重。

62 为什么女孩比男孩更易出现脊柱侧弯?

青少年特发性脊柱侧弯患者中女孩明显多于男孩。目前,这一现象的原因仍未明确,可能与以下因素有关:

(1)身高增速:女孩在初潮来临前身高增长较快,此过程中更易出现脊柱发育不均衡,导致侧弯发生和进展。

(2)激素水平:女孩在青春期时,雌激素水平升高,短期内体内激素的快速变化也可能对脊柱的生长和发育产生影响,使得更容易发生脊柱侧弯。

(3)生理结构:女孩的生理结构与男孩不同,例如女性的骨盆一般比男性更宽,上身脊柱更纤细,这可能导致女性的脊柱更容易发生弯曲。

(4)遗传因素:脊柱侧弯有一定的遗传倾向。

(5)生活习惯:熬夜、单肩背包、节食减肥、不正确的姿势、缺乏体育锻炼等因素可能会有一定的影响,但仍有一定的争议。

63 脊柱侧弯有什么后果?

轻度的脊柱侧弯,即 Cobb 角小于 20°时,通常没有明显的不适，外观上也看不到明显的躯体畸形。较严重的脊柱侧弯则会影响生长发育，导致比较严重的后果。

（1）体形：脊柱侧弯多发生在青春期骨骼发育的高峰时段，很难早期发现。随着脊柱侧弯的加重，孩子的体形会受到影响，出现驼背、高低肩、背部疼痛、背部不平、胸廓畸形、骨盆倾斜、长短腿等肉眼可见的变化，以及肢体协调性差、脊柱僵硬等表现。有的患者肌肉承受力差，无法承受高强度的运动。

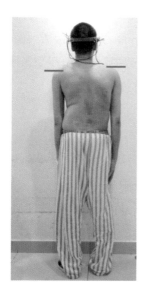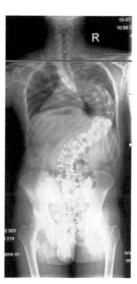

▲ 严重脊柱侧弯的表现（左，实拍图；右，X线片）

（2）生活质量：脊柱侧弯发生以后，患者肩背部、腰部长期处于不平衡的状态，附着于脊柱的肌肉和韧带会出现慢性劳损，容易引起顽固性腰背部酸痛。

（3）脊髓功能：如果脊柱侧弯进一步加重，患者还可能出现神经受压、椎管狭窄等问题，引起腰腿疼痛、感觉障碍、下肢麻木、大小便异常、肾脏积水等,严重者可能截瘫甚至全瘫。

（4）心肺功能：侧弯发生在胸段时,会导致胸腔容积减小,凹侧肺在呼吸过程中扩张受限,肺功能下降;还会影响通气和血液循环,易出现短气、喘气等呼吸障碍,严重情况下甚至会危及生命。

（5）心理健康：脊柱侧弯导致的体形异常可对儿童青少年的心理造成沉重打击,引发自信缺乏、抑郁倾向、社交受限乃至自杀倾向等心理问题,有些在成年后还会持续恶化。

（6）学习：儿童青少年存在脊柱侧弯时,肌肉需要持续用力来维持平衡,久而久之就会出现肌肉劳损,血液循环受影响,大脑供血量降低,使注意力难以集中,学习效率下降。

64 如何知道孩子有没有脊柱侧弯?

脊柱侧弯通常包括双肩不等高、胸廓不对称、脊柱偏离中线等表现,严重者可能出现"剃刀背",也就是一侧背部明显凸起。严重的脊柱侧弯对儿童青少年的生长发育影响非常大,家长们一定要重视起来。脊柱侧弯越早被发现,治疗起来越简单,效果也越好。家长可以定期观察孩子的背部,看有没有外形方面的异常。

首先,让孩子裸露上身,双脚并拢直立,双上肢自然伸直,从背后观察两边的肩膀是否一样高,上肢是否等长,两侧肩胛骨最下端是否在同一条水平线上,腰部是否单侧有褶皱皮纹。将食指、中指、无名指放于孩子脊柱中间棘突的表面,由上向下划,看能否画出一条直线。

然后，让孩子自然弯腰，双手摸膝盖，看两侧背部及肩胛骨是否对称。再用食指、中指、无名指，在孩子脊柱中间棘突画线。

　　最后，让孩子走几步，看走路时有没有明显的"长短腿"跛行。

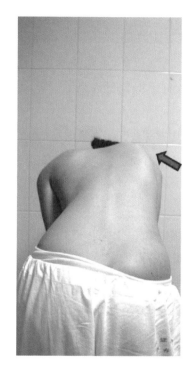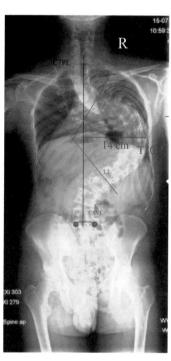

▲ 严重脊柱侧弯患者的"剃刀背"表现

　　如果采用上述方法发现孩子存在双肩不等高，上肢不等长，脊柱不直，背部不对称，或"长短腿"跛行，就要怀疑孩子有脊柱侧弯。此时一定不能掉以轻心，要尽快带孩子到正规医院的脊柱外科就诊，根据侧弯的严重程度，选择恰当的治疗方法。

65　脊柱侧弯怎样预防?

（1）保持正确的坐姿、站姿:避免让婴儿过早学坐。培养良好的读写姿势和习惯,听课时要挺胸,两肩放平,不紧靠椅背。读书写字时坐姿要正确,做到"眼睛离书本一尺,胸部离桌子一拳,手指离笔尖一寸"。

（2）注意脊柱受力平衡:养成用双手、双肩负担重物的习惯。背书包方法不对,会对脊柱的生长发育不利,比如单肩背书包时间久了会影响骨骼发育,造成一肩高、一肩低。应使用双肩背包以避免高低肩,保持正确的姿势和体态。

（3）避免长期承受过重的压力:小学生的书包,最好控制在3.5千克以下。书包材质要轻,最好选宽背带的。

（4）注意营养:均衡和全面的饮食能够为脊柱的正常发育提供充足的养分。而如果缺乏维生素 D 和钙,则会使骨质松软,影响骨骼的发育。

（5）加强体育锻炼:积极参加各种体育活动,如广播体操、游泳、俯卧撑等,对预防脊柱侧弯是很有益的。

实际上,以上这些方法不仅能够预防脊柱侧弯,对于已经存在脊柱侧弯的孩子,也能起到辅助治疗的作用。不过,需要注意的是,如果孩子的脊柱侧弯比较严重,这些方法并不能起到矫正作用,需要根据孩子的情况制定专业的矫正方案——运动康复、佩戴支具或者手术。脊柱侧弯的治疗详见第十四章。

第七章　爱护你的脊柱

66　如何进行颈腰椎的保健与自我疗愈？

颈腰痛等脊柱问题正困扰着很多人。夏季吹冷空调，长期低头或者久坐后，如果常常出现颈肩部酸痛、前臂疼痛、肩胛疼痛、腰酸腿痛等症状，就要当心可能得了脊柱疾病。"预防胜于治疗"，养成良好的生活习惯，加强日常保健，是解决颈腰痛的最重要途径。

（1）保持良好的坐姿、站姿。

坐位时应"坐如钟"，保持上身挺直，避免弯腰驼背；建议腰部与椅背之间放一靠垫以支撑腰部；桌椅的高度要合适，避免过度屈曲颈部。站立时最好抬头挺胸，女性避免穿过高的高跟鞋。

（2）工作间隙注意休息。

在电脑前长时间坐着不动等不良习惯容易让我们患上脊柱及关节疾病，困扰我们日常生活。工作空隙应多做伸颈、耸肩运动，养成经常锻炼身体的好习惯。

（3）选择合适的床垫和枕头。

枕头、床垫是人一生的重要"伴侣"。应选择软硬适中、一拳高的枕头，按照颈部曲度塑形后放置于枕颈部；同时，选择软硬适中、透气舒适的床垫，以放松腰部的肌肉。应选用棕绷床、硬板床，不要睡尼龙丝绷床和太软的席梦思床，以维持脊柱的放松和平衡状态。

（4）做到"拈轻怕重"。

日常生活中，尽量不要搬抬重物，以免用力不当伤及腰部。如果需要弯腰搬抬重物，可以采取屈膝、屈髋姿势代替弯腰，即保持腰部直立，下蹲抬起重物，可以在一定程度上避免腰部的损伤。

（5）加强颈部肌肉和腰背肌锻炼。

加强颈部肌肉和腰背肌锻炼，可以有效预防颈腰痛或降低颈腰痛发生的频率。对于因颈腰痛就诊的年轻患者来说，偶然一次疼痛来就诊可能还属正常现象，如果反复出现疼痛就要注意加强锻炼了。

打个比方大家更好理解，把我们的脊柱比作吊桥，脊柱后部肌肉比作吊桥的绳索。肌肉越强壮，即吊桥的绳索越结实，这个桥就越稳定，脊柱的不同姿势就越容易维持。反之，吊桥绳索松弛，桥就会晃动得越厉害，即我们的脊柱越不稳定，过度的活动会进一步加重肌肉的负担，诱发疼痛。更严重的情况是长期的不稳定所带来的颈腰椎间盘的加速退变。所以，加强颈部肌肉和腰背肌锻炼是降低疼痛频率、保护脊柱的最佳办法。

67　如何有效锻炼腰背肌?

有很多运动都可以锻炼腰背肌。笔者向大家介绍几种无需任何运动器材就能有效锻炼腰背肌的好方法,无论是健康人还是慢性腰肌劳损、腰肌筋膜炎或者腰椎间盘突出的恢复期患者,都可以通过这些运动来进行腰部锻炼。

(1)小燕飞。

小燕飞是一个类似普拉提中俯身游泳的姿势。俯卧床上,双臂放于身体两侧,双腿伸直,然后将头、上肢和下肢用力向上抬起,双肩向后向上收起,让肋骨和腹部支撑身体,肘和膝关节不要屈曲,要始终保持伸直,如飞燕状。每次持续5～10秒,然后放松肌肉,休息3～5秒,为一个周期。

做小燕飞时需要注意:不要憋气,要保持正常的呼吸;头和腿抬起的高度要适中,不是越高越好,以免造成损伤;小燕飞的要点是静态保持,缓慢抬起后要保持5～10秒,而不是快速做很多次;小燕飞是一个保健动作,练习需要适量、坚持,不可急于求成。

(2)五点支撑。

也叫"拱桥式"。仰卧床上,双腿屈曲,以双足、双肘和后头部为支点,用力将臀部抬高,如拱桥状。每次持续3～5秒,然后缓慢放下,休息3～5秒,为一个周期。

做五点支撑时需要注意:动作尽量缓慢,不能过快、过急;腰臀部尽量抬至最高,以腰部无不适感为宜;双上肢、双肘适度用力,避免颈椎受力,防止颈椎受伤。

腰背肌功能加强后可改用头部及足跟三点作为支撑点,用力向上挺腰抬臀,称为"三点支撑"。

（3）平板支撑。

俯卧,双肘弯曲支撑在地面上,双脚踩地,身体离开地面,躯干伸直,头部、肩部、胯部和踝部保持在同一平面,腹肌收紧,盆底肌收紧,脊柱延长,眼睛看向地面,保持均匀呼吸。每次保持 60 秒,间歇不超过 20 秒。

做平板支撑时需要注意:量力而行;不要憋气,缓慢呼吸。

（4）游泳。

游泳是最能舒展腰背肌的运动方式。而在各种泳姿中,蛙泳最能锻炼到腰背肌。

游泳时需要注意:选择合格的游泳场地;游泳的强度和时长要适当,不要过度。

（5）字母操。

由笔者团队设计的腰椎康复字母操,肢体姿态形似"X""Y""Z"等字母,便于记忆,如下图所示。读者朋友们可扫描书末的二维码观看教学视频。

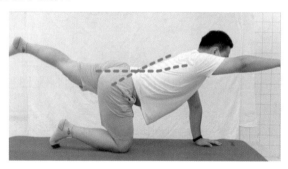

▲ 字母操"X"动作示范

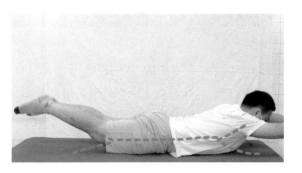

▲ 字母操"Y"动作示范

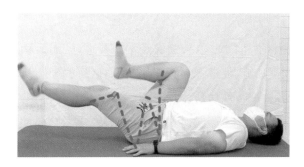

▲ 字母操"Z"动作示范

需要注意的是，无论采取何种锻炼方式，都应该根据自身情况循序渐进，避免疲劳损伤腰背肌。

68　为什么游泳能保护脊柱？

如今，人们的保健意识逐渐提高，越来越多人开始主动运动。平时，很多人更愿意选择跑步、跳舞、瑜伽等运动，而像游泳这样需要专门的场馆和装备的，似乎受欢迎程度没有那么高。

但其实，游泳对我们的脊柱非常友好，甚至能够帮助改善一些脊柱问题,非常适合经常伏案工作、脊柱多少有点问题的人群。具体有以下几点原因。

① 游泳时人是漂浮在水中的,水的浮力可以减轻脊柱椎间盘承受的压力。可以说,游泳是使人体脊柱负荷最小的运动,不像其他陆地运动一样容易导致脊柱劳损。

② 游泳是一项需要全身运动系统全面参与的活动,能够很好地锻炼我们的上肢、颈项部、肩背部、腹部及下肢的肌肉,促进全身血液循环,增强代谢。而躯干肌肉力量越强,脊柱的负担就会越小。

③ 游泳时为了换气,头颈部经常需要运动,能活动颈椎各关节,锻炼颈椎功能,促进颈周劳损肌肉和韧带的修复,从而有效预防颈椎的各种退行性病变。

④ 游泳时身体浸泡在水中,由于人在水中散热要比在陆上更快,因此游泳时能量消耗很大,相比于一般的运动能够更高效地帮我们减轻体重,有利于降低脊柱日常的负荷。

当然,泳姿不同,其作用也有比较大的差异。

① 自由泳:能够很好地锻炼颈部肌肉和韧带,适合不存在颈椎疾病的人群。

② 仰泳:能够很好地活动全身关节,而颈部运动较少,更适合颈椎疾病较重、存在神经压迫的人群。

③ 蝶泳和蛙泳:能起到活动颈椎的作用,也很适合颈椎病患者。蝶泳时肩、腰、腿的活动量较大,不适合患有腰椎间盘突出的人群;而蛙泳时腰椎的负担较小,很适合腰椎间盘突出患者进行康复锻炼。

总而言之,游泳是一项非常高效的有氧运动,对脊柱也非常友好,建议有条件的朋友每天游泳半个小时。

69　腰背肌锻炼适合所有人吗?

并不是。有以下情况者不建议进行腰背肌锻炼:

① 发生急性腰肌扭伤,或处于腰椎间盘突出的急性期。此时腰部肌肉以及椎间盘处于水肿期,进行腰背肌锻炼反而会加重水肿和腰痛症状。

② 本身存在骨盆前倾。此时盲目进行腰背肌锻炼会增加腰椎的压力,引起腰痛,甚至导致腰椎管狭窄。

③ 年老体弱和有肩周炎等上肢不适。腰背肌锻炼动作看似简单,实际上非常消耗体力,年老体弱者盲目锻炼可能导致肌肉损伤;而小燕飞、五点支撑和平板支撑都需要上肢用力,可能会加重肩周炎等上肢不适者的症状。

④ 在进行腰背肌锻炼的过程中,如果腰痛症状明显加重,应停止锻炼,必要时及时就医。

让我们都行动起来,从现在开始锻炼腰背肌,远离腰酸背痛。

患者就医篇

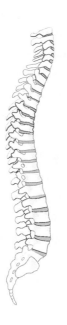

第八章　就诊流程常翻阅

70　脊柱外科就诊前如何预约或挂号？

如果读者朋友们通过本书第一篇中教的一些方法，初步判断可能患有脊柱疾病，休息或自行治疗后并未缓解，就应该去医院就诊。

尽量提前在线上预约。以笔者工作的上海长征医院为例，可以通过"上海长征医院"微信公众号或者网站进行预约，也可以通过微医生、好大夫、百度健康、支付宝等问诊渠道（网站或 APP）进行预约。

如果病情较急，也可直接到医院现场挂号。以笔者工作的上海长征医院为例，每天早晨 8 点，现场一般可以挂到号，如果实在挂不上，可以到诊室征得医生同意后加号，或者预约后续专家号。

笔者专家门诊时间：每周二、周五上午 8：00～11：00，上海长征医院（黄浦区凤阳路 415 号）门诊大楼 4 楼。可扫描书末二维码，了解相关细节。

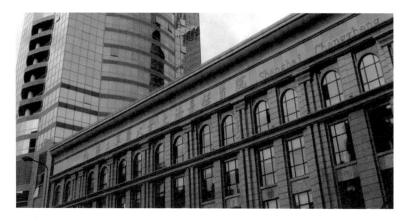

▲ 医院门诊大楼

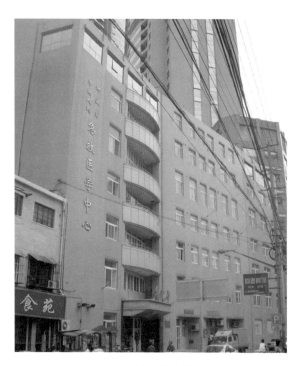

▲ 医院病房大楼

71 就诊前需要做哪些准备?

根据病情不同,需要做的准备也有所不同。如果是偶然性的发病,比如单纯的颈肩痛、腰扭伤,可以在家休息或卧床观察一周,如果症状持续不缓解,再行就诊。如果颈肩/腰腿痛反复发作,并且曾多次就诊,就需要将病史资料准备好,尽量条理清晰,比如:发病多长时间,症状有什么特点,曾接受的治疗项目,吃过的药物名称、用法、效果,其他相关病史(如高血压、糖尿病等)。

建议准备好既往的检查结果,如果是影像学资料,最好随身携带胶片。电子胶片应提前截图备份,避免网络信号不佳耽误就诊过程。如果老年人表达不清、行动不便,最好有年轻的家属提前了解病情、陪同就诊。

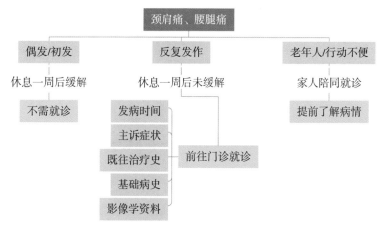

▲ 就诊前需要做的准备

72 脊柱疾病需要做检查吗？分别需要多久？

脊柱疾病通常需要做进一步的检查，比如 X 线片、CT 或 MRI 等。

（1）X 线片和骨密度检查：方便快捷，通常只需要半小时，当天能够做完。

（2）CT：预约等待时间为 3～7 天，增强检查约 14 天。

（3）磁共振成像（英文缩写为 MRI）：预约等待时间为 7～14 天，增强检查约 20 天。

（4）PET - CT：一般是第二天做，第三天出结果。

（5）神经肌电图：需要两周左右。

以上数据依据目前上海长征医院脊柱外科就诊的实际情况，不同医院或者不同时期等待时间会有波动，请结合具体就诊情况。

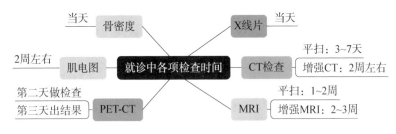

▲ 常见检查预约时间（以长征医院为例）

73 就诊后何时能够办理入院？

床位安排一般是预约制，早到早得。笔者周二、周五上午的专家门诊,会预留一部分床位。医生也会根据病情缓急进行适度调整。

患者一般需要先至门诊就诊,再根据医生的要求进行床位预约,等待办理入院。

74 入院手术前要做哪些准备?

门诊就诊之后开具住院预约单,入院手术前需要进行以下几个方面的准备。

① 需要依据与医生沟通的结果,与其他家属一起再次沟通手术的风险及必要性,形成统一意见之后确认手术,然后与医生联系。

② 准备入院所需的物品、费用,陪护家属需要办理请假事项。

③ 需要办理医保相关备案、转诊手续,特别是外地就诊、商业保险或有特殊医保者。

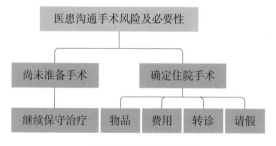

▲ 入院手术前要做的准备

75　如何进行医保转诊？

近年来，国家医保政策的改进很大。由于地区和医保类型不同，具体政策会有所不同，因此首先需要与当地医保部门联系。下图为国家医保部门公布的异地就医的基本流程，可供读者朋友们参考，不过随着国家政策调整可能会有一些改变。转诊的具体流程可扫描书末的二维码观看讲解视频。

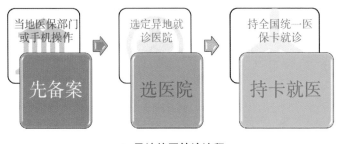

当地医保部门或手机操作	选定异地就诊医院	持全国统一医保卡就诊
先备案	选医院	持卡就医

▲ 异地就医转诊流程

76　如何进行线上问诊？

怎样才能更便捷地就诊，一直是大家非常关心的问题。门诊看病时间往往不过几分钟，但挂号、候诊、去医院的往返时间，可能会耽误一整天。外地患者就更不用说了，算上长途路费、住宿费，需要花费数千元。

在这种情况下，线上问诊是个不错的选择。目前，在许多

APP 或者网站上，患者都可以根据疾病的名称，或医生、医院、科室等信息，快速搜索到"中意"的医生。

笔者也已经开通在线就诊看病、家庭医生等服务。初次就诊时通过扫描书末二维码，搜索"长征医院　许鹏"，进入线上就诊环节，选择问诊服务，即可以咨询病情。沟通后根据病情，笔者会在线进行诊断和处方。尤其对于复诊患者，线上复诊能够减少交通和时间成本。如不习惯这种方式，也可照常门诊就诊。

（1）"上海长征医院"微信公众号或者官方网站：坐班时间可以来进行问诊。

（2）微医生、好大夫、百度健康、支付宝等网站、APP 或者微信小程序：可以 24 小时问诊，可以选择图文、语音等问诊形式。

以好大夫网站为例，下图是线上就诊搜索步骤的示范。

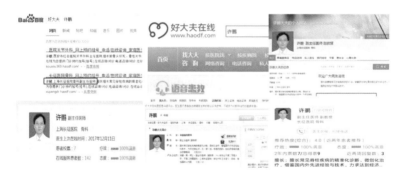

▲ **手机或电脑搜索示范**

77　线上就诊应该准备哪些资料？

与线下就诊一样，患者需要将相关的、"有用"的病史病情以及既往检查资料整理得条理清晰,同时要将报告、胶片等结果拍照上传。

　　根据问诊的不同要求,可以分别将"主诉""病史""治疗情况""希望解决的问题"及"影像学资料报告和图像"依次上传。主诉即主要的诉求、最痛苦的问题;建议每次就诊围绕一个"诉求"来表达,一个全身都不舒服的患者往往会让医生"丈二和尚摸不着头脑"。

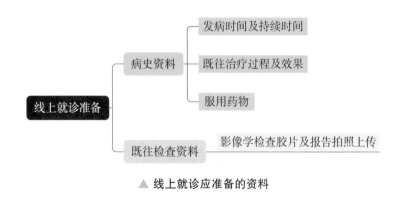

▲ 线上就诊应准备的资料

78　如何与医生进行有效的线上交流?

（1）资料完整、清晰。

　　问诊时,应将自己的个人信息(性别、年龄、居住地等)填写清楚,这些信息都可能影响医生对疾病的判断。

　　完整的现病史、既往史、家族史、用药史、检查结果等,都是医生做出判断的依据。这些信息越详细越好,最好让医生看到消息可以直接回复，不用再次提问补充。

门诊已就诊过的患者会有病历记录本，可以把病历拍照上传，这样可以帮助医生迅速了解患者的情况。

（2）提问简洁、有条理。

提问应围绕"主诉"展开，尽量一次性讲完，或者尽快讲完，避免过两分钟发一条短消息，效率低下，浪费双方的时间。对于患者在网络上检索到的医学知识，应尽量讲明出处，避免不完整、陈旧甚至误导性的内容。精炼自己的问题，比如病情、用药方案、随访注意事项等，既可节省费用，又节省双方的精力。

需避免以下几点：①反复使用"在吗"。既浪费时间和精力，又影响医生的心情。②反复提问"与疾病无关"或者"与医生专业无关"的问题。现在的医生往往有很精细的专业划分，向骨科医生提神经内科问题并不合适。③发送"语音"。医生往往处在公共场所，不方便接听大段语音；患者使用有口音的方言提问，也会影响医生理解的准确性。

（3）客观看待问诊结果。

即使患者表达清晰、资料完整，也可能会出现医生无法确诊或者误诊的可能，毕竟有些信息及查体的情况只有面诊时才可能完成。因此，线上问诊只是为方便患者进一步检查或初步治疗，必要时还是要及时至医院就诊。

（4）举例。

以"腰椎间盘突出症"为例，患者王××，男，65岁，常住上海。主诉"腰痛伴右下肢疼痛5年，加重3个月"，既往口服布洛芬、腰椎牵引、推拿等治疗效果不佳，1年前曾行腰椎射频消融术，术后症状缓解，3个月前症状再次加重。疼痛从腰部、臀部、大腿、小腿后方到脚底。既往有高血压史 10 年,平时口服硝苯地平,血压控制可。影像学报告及片子显示"腰 5/骶 1 椎间盘向右后方突出"。想咨询"是否需要手术治疗""治疗方案及费用""如何进一步就诊"等。

79 线上问诊为什么一定要拍摄清晰的影像学资料?

目前,影像学检查,特别是 X 线片、CT 或 MRI,已经成为许多疾病的必要检查。需注意的是,线上问诊不能仅仅只提供影像学报告。比如腰椎间盘突出症的 MRI 检查,影像学报告中可能会提及许多节段的"膨出""突出"或"狭窄",但是真正引起患者症状的,可能仅仅是其中一个节段,需要通过影像学资料进行判断。同时,影像学报告中可能会遗漏重要的病变信息,如肿瘤、炎症或者其他病变。此外,医生往往需要依据影像学资料来判断病情轻重,选择合适的治疗方案,确定是否需要手术治疗。

所以,拍摄一份清晰的影像学资料意义重大,而影像学报告仅供临床医生参考,并不能作为诊断疾病的依据。

80 清楚、合格的影像学资料要达到哪些标准?

(1)图像、文字清晰。

片子摆放要平整、背景无杂色,图像位置水平、无歪斜,能够分清上下、左右(片子上英文字母要清楚)。

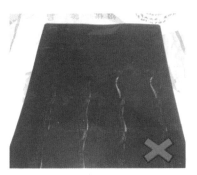
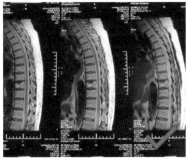

▲ 手机摄片示范（左图错误，右图正确）

（2）角度恰当、不失真。

拍摄角度过高或过低将导致各部位比例失调，影响观察结果。正确拍摄方式如下图所示。

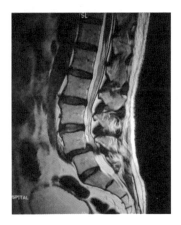

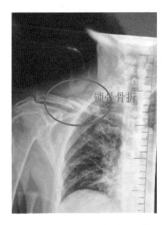

锁骨骨折

▲ 手机应垂直拍摄 MRI 胶片

▲ 手机拍摄时骨折部位应位于图像中央

（3）重点突出、定位像完整。

尽量使病变部位占据图像中央位置。如图所示，拍摄锁骨骨折时，应聚焦于骨折部位，使其处于画面中央。

拍摄 CT 或 MRI 横断面时会涉及定位像，如图中红圈所示，只有把定位像拍清楚，病变信息才能准确、可用。如图所示，无需将每张片子(图中黄色方框部分)拍成一张单独的照片，每张照片包括 2～3 行片子为宜。

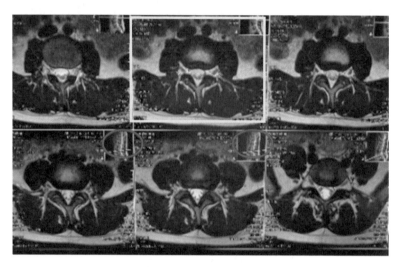

▲ 手机规范拍摄示意图(以腰椎 MRI 为例)

（4）"原图"传送。

用手机拍照上传相对方便一些。只要拍摄条件合理，清晰度完全可以满足线上问诊的需要。传送时，选择图片时注意勾选"原图"，这样可以保证最佳的图像质量。一般按照 X 线片、CT、MRI 的顺序上传，如果胶片比较多，按照时间排序。拍摄了多张相同内容的胶片时，选择质量较好的一张，不要重复上传。

81　如何拍摄一份清晰的影像学资料？

可以借助观片灯、电脑屏幕、门窗玻璃或汽车的挡风玻璃等不同的方式进行拍摄，拍完之后放大，胶片上的文字清晰可见即可。避免手机抖动，勿用闪光灯或逆光拍摄。CT 和 MRI 通常都有两张，尽量按照顺序，分别拍照上传。

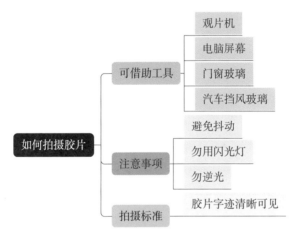

▲ 如何拍摄胶片

（1）借助窗户拍摄胶片。

选择一面背景干净（纯色）、无杂物干扰、顺光敞亮的窗户，在白天拉上周边窗帘，关掉灯光，让室内光线暗一点，室外光线尽量强一点。通过观察胶片上的小数字，使其正面朝上，将片子用透明胶带固定在玻璃上。拍摄时可选用自动对焦、闪光灯自动开启（如果反光厉害，可以手动关掉闪光灯），持稳相机对焦，然后拍照，避免抖动、逆光或光斑。具体可扫描书末的二维码观看讲解视频。

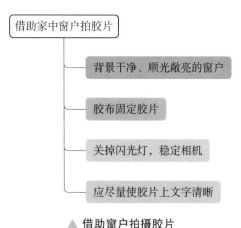

借助家中窗户拍胶片

- 背景干净、顺光敞亮的窗户
- 胶布固定胶片
- 关掉闪光灯，稳定相机
- 应尽量使胶片上文字清晰

▲ 借助窗户拍摄胶片　　　　　▲ 玻璃窗法手机拍摄示范

（2）借助电脑屏幕拍摄胶片。

打开电脑中的 PPT 制作软件，用 PPT 制作软件呈现一个白板，并打开全屏模式。关闭室内灯光和手机的闪光灯。用胶带固

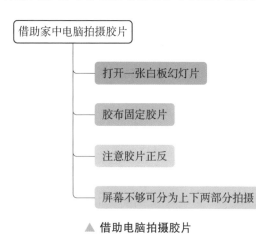

借助家中电脑拍摄胶片

- 打开一张白板幻灯片
- 胶布固定胶片
- 注意胶片正反
- 屏幕不够可分为上下两部分拍摄

▲ 借助电脑拍摄胶片

定胶片于屏幕四个角,由于屏幕大小限制,可以将胶片分为上下两部分来拍摄。具体拍摄方法同上面的"窗户法",可扫描书末的二维码观看讲解视频。

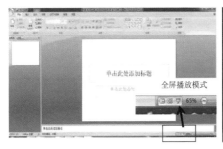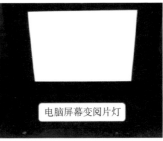

▲ 电脑屏幕法手机拍摄示范

82 胶片保存及拍摄时要注意什么事项?

(1)胶片保存。

胶片对保存环境有较高的要求,应干燥、避光、整张平坦放置。胶片不能接触任何液体,特别是水和潮气;一旦表面沾水,不可来回擦拭,而应用吸水纸巾轻轻蘸除水分,然后晾干。

胶片不能暴晒,晒过后影像学资料会褪色。应避免碰到储存袋上易掉色的文字或脏东西;避免使用卫生纸等进行包裹;避免多张胶片堆积在一起贮存。如果空间有限,可以将胶片轻柔地卷成桶状,避免积压、折叠。

(2)胶片拍摄。

拍摄时避免周围光线太强。影像学资料的胶片多是反光材

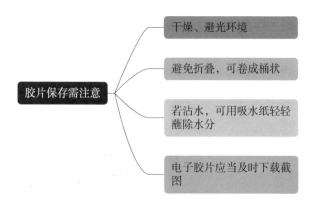

干燥、避光环境

避免折叠，可卷成桶状

胶片保存需注意

若沾水，可用吸水纸轻轻蘸除水分

电子胶片应当及时下载截图

▲ 胶片保存注意事项

料，周围光线太强则图像反光太强，难以拍摄清楚。

对于平时卷起来储存的片子，应将其舒展压平后再进行拍摄。电子胶片应及时截图备份。

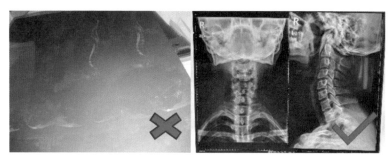

▲ 胶片拍摄注意事项

83 为什么有的脊柱疾病要去神经内科就诊？

许多脊柱疾病症状复杂，经常需要与神经内科疾病相鉴别。

比如,颈椎病与肌萎缩性疾病,颈椎病与焦虑症,腰椎间盘突出与神经炎的鉴别等。因此,当出现精神症状、不明原因的肌肉萎缩或不典型的神经症状时,要考虑神经内科会诊。

84 脊柱疾病到底是看脊柱外科还是疼痛科?——颈腰痛治疗的"界"与"度"

　　笔者在临床接诊时,一位腰椎间盘突出症患者在就诊结束后,询问自己是否需要再去疼痛科就诊。据笔者观察,一些颈腰痛的患者确实先后分别在疼痛科和脊柱外科就诊,面对不同的治疗意见,往往陷入两难境地。于是,笔者再次想起了这一老旧的话题:疼痛科与脊柱外科究竟有什么区别?

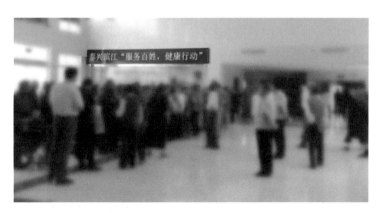

▲ 义诊现场

　　(1)认知偏差:疼痛科是"内科",脊柱外科是"外科"。

非常多的患者甚至一些医生朋友,都会存在以上的认知偏差。

其实,疼痛科医生的技术并不仅仅局限于"内科"的药物和物理治疗,各式各样的外科微创治疗技术所占的比例反而更高一点。这就要先从两个科室各自的定义说起。

1995年,美国疼痛学会主席James Campbell教授提出将"疼痛"列为第五大生命体征(前四项分别为体温、脉搏、呼吸和血压)。在此背景下,国内疼痛专科陆续成立。根据卫生部关于在《医疗机构诊疗科目名录》中增加"疼痛科"诊疗科目的通知(2007年7月16日),"疼痛科"的主要业务范围为:慢性疼痛的诊断治疗。

多数西方国家医院没有设置单独的脊柱外科,神经外科的其中一个分支是"脊柱神经外科"。美国神经外科医师协会对其的定义是:诊断及治疗中枢、周围及自主神经系统及其支撑结构的医学。治疗范围主要包括:①脊柱退行性疾病,如颈椎病、腰椎间盘突出等;②脊柱、脊髓外伤;③椎管肿瘤;④脊柱畸形。

由此可见,所有疼痛均属于"疼痛科"的诊治范围,包括一些脊柱源性慢性疼痛;而对于病情较重或需要手术治疗的情况(比如严

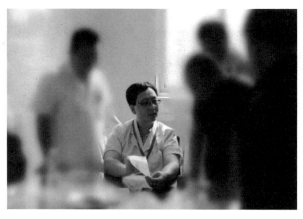

▲ 笔者在义诊现场提供诊疗方案

重的颈椎病、腰椎间盘突出、结构性畸形、外伤或肿瘤等），则需要在脊柱外科进行诊治。对于脊柱轻度退变引起的疼痛，两个学科正在逐渐"交叉"。从某种程度上说，疼痛科是脊柱疼痛治疗的"全科"，而脊柱外科是脊柱疼痛治疗的"专科"。

（2）如何选择科室？

对于结构性畸形、外伤或肿瘤等疾病，建议先经过脊柱外科医生的检查评估，如果疾病性质或程度特别轻，或疾病严重但无法耐受手术时，可以至疼痛科缓解症状。退变性脊柱疾病病程长，"发作期"与"缓解期"交替，疼痛科的常用治疗方法如理疗、封闭、牵引等，可以达到缩短"发作期"、缓解疼痛的目的，一部分患者可以取得不错的效果。脊柱外科手术治疗则强调对致压因素的彻底去除，术后效果相对较明确，术后恢复时间相对较长。

（3）未来发展方向。

目前，治疗疼痛的手段和药物的发展异常迅速。随着基因诊断、精准治疗、微创工具和手术机器人的发展，对于脊柱疾病的治疗，脊柱外科和疼痛科这两个科室可能会"殊途同归"，届时也许就可以避免在"疼痛科"与"脊柱外科"间无法取舍的尴尬了。

第九章 脊柱影像助诊断

85 脊柱疾病一般可做哪些影像学检查?

脊柱疾病就诊时,根据病情不同,需要做相应的检查。常用的检查方式通常包括以下三种。

(1) X 线片。

价格低廉,是诊断很多脊柱疾病常用的检查方式。其方便快捷,可以显示脊柱的大体骨性结构,发现脊柱骨折、肿瘤或炎症等引起的骨质破坏,以及骨质增生、韧带钙化骨化等;评估脊柱各角度的活动度;评估脊柱力线,明确是否有侧弯、后凸、驼背等畸形;还可以评估各椎体的序列,明确是否有滑脱、脱位等。

(2) CT。

一般可以分为普通 CT 平扫、三维重建和增强 CT。其方便快捷、价格中等,应用非常普遍,在大多数医院可以作为急诊的诊断手段应用。相较于 X 线片,CT 检查可以显示更多的横断面信息,对脊柱骨性组织显示比较清楚,软组织显示稍差,在部分 X 线片无法显示清楚的情况下,可以进行 CT 检查。对于部分无法做 MRI 检查的患者,CT 是不错的替代检查方式。

CT 扫描完成后,可以通过软件对 CT 数据进行重建,形成三维立体的图像,方便医生观察诊断,弥补了 CT 平扫立体显示不足的缺点。三维重建检查时的仪器、体位及注意事项和平扫一样,只是对平扫的数据通过后期软件进行处理。

如果出现检查结果显示不清,怀疑有肿瘤或血管性病变时,应进一步做增强 CT。增强 CT 检查需要静脉注射造影剂,需要禁饮食。造影剂会很快被机体代谢掉,不会对身体造成明显的损害。

(3) 磁共振成像(MRI)。

一般可以分为普通 MRI 平扫和增强 MRI。MRI 检查可以更清晰地显示骨组织和软组织,比如脊髓、神经、肌肉和韧带等;明确病因,如椎间盘突出、椎管狭窄等。其收费较高,检查时间较长,而且空间封闭、噪声大,部分患者无法耐受,应用受到一定的限制,但仍是脊柱疾病诊断不可或缺的检查方式。

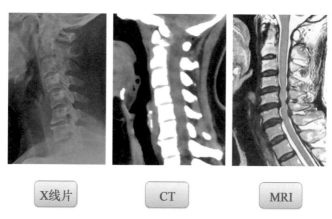

X线片　　CT　　MRI

▲ 常用的影像学检查方式

通常,怀疑有颈椎病或腰椎间盘突出时,应首选 MRI 平扫。通过 MRI 检查,可以明确脊髓、神经受压迫的严重程度,明确进一步的治疗方案,也可以避免 X 线和 CT 的辐射。

增强 MRI 可以鉴别肿瘤、炎症或者是血管性病变。与增强 CT 一样,增强 MRI 也需要静脉注射造影剂,需要禁饮食。同样,造影剂会很快被机体代谢掉,不会对身体造成明显的损害。

86 影像学检查辐射大吗?

(1) X 线片。

目前,国内大多数医院(包括基层医院)的 X 线机及成像系统均能够实现在较少的辐射量下拍摄 X 线片。同时,广泛运用的数字增强技术,可以通过较少的辐射量达到相同甚至更好的效果。因此,偶尔拍摄 X 线片不会对身体有明显的损伤。

关于透视,很多人有这么一种误解,认为其时间短,因此辐射少。其实透视的时候需要更高的曝光量,对人体损害更大,而拍摄 X 线片的时候,可以运用数字加强技术,通过较少的辐射量达到相同甚至更好的效果。因此透视反而比 X 线片的辐射要大。

(2) CT。

CT 检查也是通过发射 X 射线成像,其辐射比 X 线检查要略大一些。随着 CT 仪器的升级、检查时间的缩短,辐射量在逐渐降低,偶尔一次检查不会对身体有明显的影响。

(3) MRI。

MRI 不是通过发射射线成像,而是通过外加梯度磁场检测所发射出的电磁波,绘制出物体内部的结构图像,因此不存在辐射的风险。MRI 在医学中应用广泛,主要用于诊断软组织疾病、肿瘤、神经系统疾病等。

由于其不依赖电离辐射,对人体无害,因此被认为是安全的检查方法。目前研究显示,孕妇是可以做 MRI 的。但是,磁场对胎儿是否有影响还没有定论。

87　影像学检查有哪些要求?

（1）X 线片。

X 线片拍摄时,应去掉检查区域的金属物体。比如,拍摄胸椎或胸部 X 线片时,应脱去金属胸罩;拍摄骨盆或腰骶椎 X 线片时,应去掉裤子上的金属纽扣或者装饰物。

由于 X 线片有一定的辐射性,不建议孕妇、备孕阶段人群拍摄,若意外拍摄,应于 3～6 个月之后再怀孕。拍摄时可以用铅板对特殊部位进行遮挡,如颈部甲状腺、胸部乳腺、盆部的性器官等。

（2）CT。

CT 机器为开放式、半圆形,根据其规格不同,检查持续时间有所差异,但都在数十秒范围。检查过程中须平躺,避免身体活动。由于金属会产生伪影干扰,因此检查部位应避免穿戴金属衣物。如需做增强 CT 检查,则需静脉注射造影剂,需要禁饮食。具体应关注检查时的相应要求。

（3）MRI。

MRI 通过永磁铁形成的磁场成像,因此检查者及机器周围应避免铁磁性物品。对于体内存在没有磁性金属的检查者,比如钛合金内固定物或支架等,是可以做 MRI 的。需注意的是,金属周围会有明显的伪影,比如留置金属避孕环之后,会影响腰骶部的成像;颈椎、腰椎植入内固定之后,会影响颈部和腰部神经的成像。

88 为什么要拍不同体位的颈椎/腰椎 X 线片?

不同体位的 X 线片可以显示不同的内容。

颈椎正、侧位片是最基本的体位,可以显示颈椎的序列、椎管狭窄和韧带骨化情况。拍摄开口位时,需要正对机位、尽量张大嘴

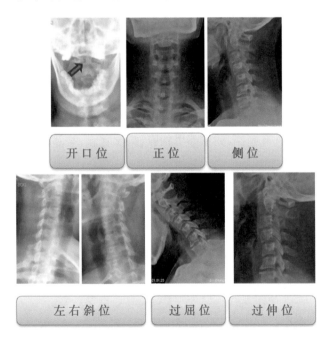

▲ 不同体位的颈椎 X 线片

巴,避免牙齿阻挡观察齿状突与枢椎侧块的关系。拍摄颈椎屈伸侧位片时,应侧方正对镜头,做最大幅度的前屈和后伸,充分显示颈椎的活动范围。颈椎斜位片时,应与镜头保持45°,可以显示是否有骨赘增生引起的颈椎椎间孔的狭窄。

腰椎X线片的常见体位、要求与颈椎X线片一致。腰椎正侧位片可以显示腰椎的序列、椎管狭窄、骨折脱位或发育畸形等。腰椎屈伸侧位片可以显示腰椎的活动范围、是否存在椎体滑脱等。拍摄腰椎斜位片时,应与镜头保持45°,可以显示是否存在峡部裂等。

89 全脊柱X线片辐射大,怎么办?

全脊柱X线片可以帮助显示脊柱侧弯及其他畸形,但是拍摄范围比较大,曝光次数多,容易累积辐射量。因此,对于需要定期复查拍片的患者来说,应尽量延长复查的间隔时间,拍摄时可以用铅板遮挡甲状腺及生殖器。对于脊柱侧弯的患者,复查时可以只做正位片,减少侧位片的辐射;同时,身高停止生长之后,侧弯角度不会加重,因此无须再频繁做X线片。

90 处于备孕阶段,拍X线片多久后才能怀孕?

关于X线片辐射对怀孕的影响,目前还没有明确的答案。由于无法进行严格的对照实验研究,因此也没有严格的时间规定。

一般来说,为了安全起见,女性拍 X 线片后半年到一年内避免怀孕。

一般来讲,X 线片对男性生育的影响要远远小于女性。由于精子的代谢旺盛,只要精子活力正常,一般是能够怀孕的。谨慎起见,男性拍 X 线片之后,3~6 个月之内避免生育。

91 妊娠期不小心拍了 X 线片需要流产吗?

胎儿孕育的不同阶段,对 X 线的敏感度不一样。前三个月应尽量避免辐射,如果意外曝光一次 X 线片,对胎儿一般不会有太大的影响,如果不放心,可以找专业医生就诊评估。对于中后期的胎儿,偶然一次辐射,一般不主张流产,可以到医院咨询评估。

92 4岁孩子拍了 X 线片怎么办?

曾经有家长因孩子拍摄了 X 线片而特别焦虑,"是不是把孩子给害了?""医生为什么没讲清楚?"首先,单次拍摄的辐射剂量不会对孩子产生很明显的后果,更不会引起肿瘤、白血病等严重不良后遗症,不必过分担心。其次,医生经过查体怀疑孩子可能患病,需要进行 X 线片检查的时候才会给予拍摄医嘱,并不会滥用。家长可以与医生充分沟通后自行决定是否拍 X 线片,切勿贻误治疗。

93 MRI 显示脊髓高信号是什么意思?

MRI 表现为 T2 加权像高信号,代表脊髓水肿、变性或者坏死。往往说明病情比较严重,患者预后可能不佳。

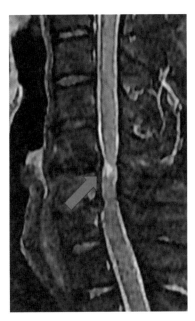

▲ 脊髓高信号的 MRI 表现

94 食物可以减少辐射吗?

可以减少辐射的食物有很多:

（1）含膳食纤维的食物：如谷类、薯类、豆类、蔬菜、水果，可以加快人体新陈代谢，增强免疫力，对缓解辐射伤害有一定作用。

（2）含有抗氧化剂的食物：如蓝莓、花椰菜、绿茶、大蒜、山楂、红枣等，这些食物可以清除自由基，减轻辐射对人体的影响。

（3）富含微量元素的食物：可以适当多吃富含镁、钙、锌、硒等微量元素的食品，如海带、紫菜、牛奶、菜花、坚果、瘦肉等。其中，海带含有一种被称为海带胶质的物质，此种物质可促使侵入人体的放射性物质从肠道排出。

但是，食物减少辐射的作用终究有限，还是要尽量避免不必要的辐射。

第十章　脊柱治疗不用怕

95　患脊柱疾病是否需要手术?

大部分脊柱疾病,可以通过康复理疗、休息锻炼或者应用药物而得到缓解。常见的颈椎病、腰椎间盘突出等,一般需要保守治疗3个月以上。

脊柱疾病不是一定要手术的。采取正规保守治疗效果不佳时,出现反复发作、疼痛缓解不佳或器质性病变的,才需要手术治疗。根据笔者经验,这部分患者的比例在 10% 左右。

需要注意的是,不同疾病的手术指征不同,手术时机把握也不同。有很多疾病,手术指征非常明确,若是一味地保守治疗,则会耽误病情、错过最佳治疗时机。比如,外伤性脊髓损伤、脊柱骨折脱位、脊柱肿瘤或脊柱结核导致脊柱稳定性的破坏,或者严重的颈椎病、腰椎间盘突出导致神经损伤症状急剧进展时,理应尽早选择手术治疗。

然而,对脊柱手术指征的把握常常存在争议。比如,当影像学检查出现明显的异常信号、提示脊髓神经水肿或者坏死时,说明神经损伤已经比较严重,但是部分患者并没有任何症状。此时是否要手术,仍存在一定的争议。一般来说,患者出现症状加重的趋势时,建议还是要早期手术。

96 脊柱手术有风险吗?

脊柱手术方式有很多种,可分为间接减压和直接减压。前者远离神经,风险较小,但是效果相对差一些。大部分手术会采用直接减压,术中需要围绕在神经周围操作,所以会有一定的风险。但是,通过正规、仔细的操作,大部分脊柱手术都是有把握的、安全的。

97 微创手术一定好吗?

很多人都会误认为微创手术比开放手术创伤小、效果好。其实,开放手术和微创手术各有不同,也各有利弊。

由于脊柱疾病的复杂性,针对不同的疾病,应选择最合适的手术方式。比如单纯的腰椎间盘突出,可以选择微创椎间孔镜髓核摘除手术,创伤小,但是有复发的可能性;也可以选择融合内固定手术,创伤较大、费用较高、邻近节段干扰及腰椎活动度受影响,但是术后不会复发。如果合并较严重的椎管狭窄、腰椎滑脱等病理改变时,则建议选择开放融合内固定手术。不能一味要求微创而罔顾手术疗效和可能的风险。

98 消炎止痛药如何应用?

消炎止痛药,也称消炎镇痛药,通常指的是非甾体抗炎药。其种类很多,主要是通过阻断炎性介质传递而缓解疼痛。部分消炎止痛药会存在胃肠道不良反应,所以不能长期、大量服用,特别是对于老年人或者是有胃溃疡病史的患者。此类药物建议在饭后半小时之内、按照说明书剂量服用,不要随意加量。

消炎止痛药的作用是缓解疼痛,对于引起疼痛的原因,也应同时做进一步的检查和治疗。急性期疼痛一般在 1～3 周,因此,在疼痛早期,建议服用消炎止痛药,随着症状改善,后期慢慢减量。

温馨提示 提到消炎止痛药,很多人都会误以为是头孢等抗生素。其实,抗生素属于抗菌消炎药,针对的是引起炎症的各类细菌;而消炎止痛药则是直接针对炎症症状,缓解机体炎症反应。因此,两类"消炎"药并不相同。

99 脊柱疾病可以应用激素吗?

很多人担忧激素带来的不良反应。激素具有抗炎、抗过敏和抗休克的作用,在关键时刻,比如在冠状病毒所致肺炎的治疗过程中，能够起到重要的作用。但是，长期、大量应用激素时，其不良反应也是非常明显的，可能会出现并发症，比如向心性肥胖、胃肠道反应、骨质疏松、免疫低下、第二性征发育等。因此，在脊柱疾病（比如脊髓损伤）的治疗中，应科学、合理地使用激素，对治疗可能会有一定的帮助。

100 神经压迫疼痛时可以应用哪些药物？

（1）激素。

很多人认为激素不良反应大，所以排斥应用激素；而有些患者则因为激素的效果好，又特别依赖激素。其实两种做法都是不对的。

对于神经压迫引起的疼痛，激素和脱水药物治疗效果都很好。考虑到激素的特点和不良反应，临床上一般选择应用 3～5 天，并逐渐减量。

温馨提示　长期服用激素类药物会引起骨质疏松。而大部分消炎止痛药是非甾体抗炎药，并不存在激素成分，不会引起骨质疏松。

（2）脱水药物。

神经受压迫而引起的疼痛，往往伴有局部神经水肿和炎症因子释放，应用脱水药物可以达到消除局部水肿、打破疼痛恶性循环的作用。

（3）中成药。

中成药作为治疗脊柱疾病的常用药，可以达到行气活血、散瘀止痛的作用，效果明确，且相较于西药的止痛药物，作用更持久，因而在临床中也有广泛应用。

101 选择性神经根阻滞就是打封闭针吗？有风险吗？

选择性神经根阻滞与打封闭针的操作相似、所用药物相似，然而这两者的治疗目的、药物剂量和操作要求均有所不同。选择性神经根阻滞主要是为了明确疼痛的原因、性质与定位，进行明确的诊断，并初步判断手术治疗的效果，与后者单纯止痛的目的并不相同。此外，选择性神经根阻滞还需要借助透视进行精准定位，局部注射少量止痛药物，一般不选择激素。

正常来说，腰椎穿刺是通过皮肤、皮下组织、肌肉和韧带组织到达硬膜囊外、神经根周围，不涉及椎间盘。如果规范操作，选择性神经根阻滞的风险并不大。但是，如果穿刺操作不规范，误将麻醉药物注入血管、椎管或者穿刺损伤到神经，则可能会误伤纤维环，导致椎间盘突出或其他更为严重的后果。

102 内固定材料要不要取？只能维持 10 年吗？

对于脊柱疾病，大多数外伤骨折愈合后，内固定是要取出的，内固定失效或发生断裂翻修时也需要取出。而对于一般的颈椎、腰椎椎间融合手术，在骨性融合之后，大部分内固定物所承受的压力就会明显下降，很少再出现内固定失败的现象，为了避免再次手术的创伤，内固定一般不取出。

许多患者都会关心内固定的使用寿命。必须明确的是，"螺钉、钢板等内固定只能用10年，否则，在体内时间长了会生锈、释放有害物质"的说法，仅为传言，并无科学依据。目前来说，已批准上市的内固定材料，无论是钛合金还是其他材质，都是惰性材料，且内固定材料的表面一般会进行氧化镀膜处理，进一步降低其降解的可能性。因此，目前大多数内固定物在体内不易电解，也不会释放毒性物质，不存在使用年限的问题。

103 能有效预防术中皮肤压伤的"人工皮肤"长什么样？

笔者作为一名脊柱外科医生，曾目睹许多患者发生手术体位相关压疮，部分患者的压疮迁延难愈，遭受了巨大的痛苦。脊柱手

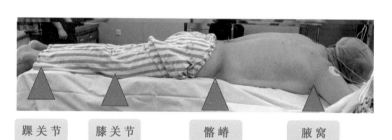

| 踝关节 | 膝关节 | 髂嵴 | 腋窝 |

▲ 俯卧位易受压部位示意图

术最常用的体位就是俯卧位和仰卧位。对于这两种体位,不同的部位常常出现不同程度的压疮,其中以屁股尖(骶尾部)和脚后跟最为常见,约占所有压疮的 80%。脊柱手术中常因受压而出现压疮的部位如图所示。

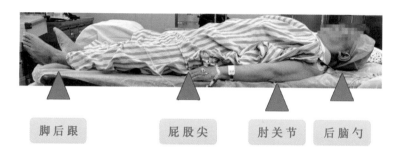

脚后跟　　　　　屁股尖　　　肘关节　后脑勺

▲ 仰卧位易受压部位示意图

其实,医护人员在摆放手术体位时,都会重点保护易受压的部位,并反复检查以确保皮肤没有明显受压。但是,在部分特殊体位、过长的手术时间等情况下,压疮仍旧难以避免,比如图中俯卧位使用石膏床时。

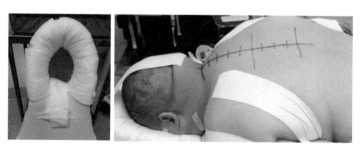

▲ 俯卧位石膏床示意图

那么,有什么方法可以预防手术相关压疮的发生呢?

随着材料学的发展，"人工皮肤"技术有了很大进展。它可以在术中保护皮肤、避免压伤，有效预防压疮的发生。临床应用后，基本未再发生严重手术相关压疮。下图就是"人工皮肤"的"庐山真面目"。

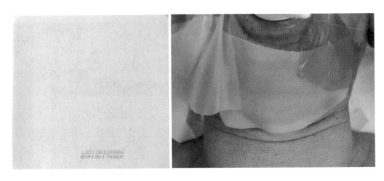

▲ "人工皮肤"实物及应用示范

这种"人工皮肤"价格低廉、应用方便、疗效确切，为避免脊柱手术相关压疮的发生提供了有力保障，是一款深受脊柱外科医生喜爱的"黑科技"产品。

需注意的是，真皮重建时所用的"皮肤"与之不同。重建时所用的"皮肤"为无末端胶原蛋白海绵和硅胶膜组成的双层结构移植物，中间网状结构可以允许细胞的长入和代谢，并可使真皮组织的血管化顺利进行，随着新生肉芽的长入，"皮肤"逐渐吸收。这种"皮肤"对材料的要求非常高，价格也较为昂贵。

104 为什么手术时间这么长？

笔者每次在门诊或病房与患者及家属进行术前交流时，他们总会焦急地询问这样一些问题:"手术风险大吗?""出血多吗?""费用多少?""多长时间?"其中,手术时间总会让家属感到困惑:"患者早晨七点多就推进了手术室,怎么过了 12 点才从手术室出来? 医生不是说手术 2 个小时就结束了吗?"

　　每当这时候,笔者就会安慰家属:"手术非常顺利,医生讲的手术时间是术者操作过程的时间,不是进出手术室的总时间。"那么"进出手术室的总时间"要怎么计算呢? 一台常规的脊柱外科手术,到底是一个什么样的流程呢?

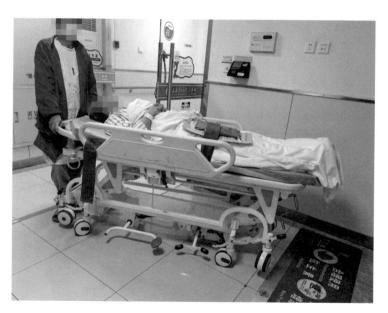

▲ **等待进入手术室**

以一台操作时间为 2 小时的全麻脊柱手术为例:

　　7:30,将患者接送至手术室的等候区或手术房间,等候术前准备。需核查患者信息,建立静脉通道,监测生命体征及动脉血压等。

8：00，开始诱导、插管及麻醉。需留置导尿管、气管插管等，有时需行深静脉穿刺。

8：30，手术医生、护士和麻醉医生一起摆放体位（将患者移至手术床上），外科医生开始刷手、消毒、铺无菌手术单等操作。

9：00，再次核对患者信息后，手术开始，一般手术会持续2小时左右。

11：00，手术结束，麻醉医生停用麻醉药，翻身、移床，患者转至复苏室观察。

12：00，患者苏醒，观察生命体征和四肢活动情况，拔除气管插管，继续观察。

12：30，患者送回病房！

因此，对于一台非常顺利的手术，虽然术者操作时间只有2小时，但是患者进出手术室的总时间至少也为5小时。而如果合并基础疾病或者高龄、体弱等因素，时间可能就会更长。

一台成功的手术是整个团队协作的结果，每个步骤都需要一定的时间，所以，患者进手术室后，家属也不要过于着急。毕竟，手术时间长短并不是最重要的，手术操作仔细、效果好才最重要。请耐心地等待，给予术者和医院团队充分的信任！

105 脊柱手术常见麻醉方式有哪些？

（1）全麻。

全麻即全身麻醉，通常由气管吸入和静脉注入麻醉药物实现。为了便于术中生命体征监测和呼吸管理，需要进行动脉血压实时监测和气管插管。一般情况下，动脉置管和建立静脉通道时患者处于清醒状态，所以会有一定的疼痛感，以动脉穿刺更为明显，所以会进行皮肤局部麻醉。此外，动脉置管有一定的失败率，而且失败后需要按压较长时间，以避免血肿。有时，也会用上臂的袖袋血压计代替动脉监测。而气管插管时已经进行了麻醉诱导，所以患者本人并不知晓。

常见应用全麻的脊柱手术包括：颈椎前（后）路手术、腰椎减压融合内固定术以及胸椎开放手术等。

（2）局麻。

局麻即局部麻醉，即在手术过程中给予术区周围的麻醉以减轻痛苦，患者在手术过程中头脑清醒，可以配合术者完成手术过程。

常见应用局麻的脊柱手术包括：经皮椎体后凸成形术（PKP）、椎间孔镜髓核摘除术等。

（3）其他。

硬膜外麻醉、腰麻等麻醉方式在以前的腰椎减压手术中常用，近年来随着手术方式的改变，此类麻醉方式使用得越来越少。

106 脊柱手术麻醉前应做哪些准备？

（1）禁饮食。

由于全麻时，患者处于"美梦"状态，对外界是没有任何反应的，呛咳等保护性反射会被抑制，如果发生呕吐，易误吸入肺或气管，引起肺炎或窒息。因此，准备手术前应清淡饮食，术前一天开始禁食准备。一般要求手术前一天晚上 12 点以后,禁食、禁水。严格来说,禁食的时间要求为:术前 8 小时禁固体食物,术前 6 小时禁奶、饮料等,术前 2 小时禁清水。虽然不能进食、进水,但不用担心,医生会根据人体消耗从静脉输注液体的。

(2)注意药物应用。

常规降压药:手术当天早上,降压药应常规服用,不能随意停药。此时,只需一小口水送服药物或舌下含服就行。但是,"普利类"和"沙坦类"药物可能与术中麻醉药物发生相互作用,故建议手术当天停用,换用其他药物。

利血平:服用利血平时,患者体内的儿茶酚胺被耗竭,麻黄碱和多巴胺等药物升压效果变差甚至消失,麻醉后容易发生严重低血压和心率减慢。因此,择期手术患者应当停药 1~2 周后再行麻醉。术前停药后要在医师指导下换用其他降压药。含有利血平成分的常见降压药包括:复方利血平氨苯蝶啶片(北方降压 0 号)、复方利血平片(复方降压片)等。

抗凝、活血药物:如阿司匹林、华法林、氯吡格雷或活血中(成)药等,长期应用后会增加脊柱手术出血量,特别是增加颈、胸椎手术术后发生血肿的概率。因此,手术前应停用氯吡格雷 1~2 周,停用阿司匹林 3 天以上,必要时改用低分子肝素皮下注射;活血中(成)药也应尽早停用。

降糖药物:糖尿病患者术前准备禁食后应停用。建议术前 24 小时停用格列美脲和格列齐特,肾功不全者术前 1~2 天停用二甲双胍,必要时应改用胰岛素。为了便于围手术期灵活控制血糖,一般应用胰岛素进行替代治疗,出院后再改回口服药物。

抗结核药物:应坚持使用,即使手术当天也不应停用,特别是对于处在结核活动期的患者。血沉较快时,随意停药易导致结核播散。

甲状腺药物:甲状腺功能异常者应监测甲状腺功能指标,及时调整药物用量,特别是左甲状腺素钠片等,手术当天可以停用,术后第二天及时服用。

(3)戒烟酒。

长期吸烟会增加支气管炎、肺气肿、肺炎或肺癌的发生率,也会增加术后痰液的分泌,并发肺炎或肺不张,还易增加脑卒中、心肌梗死等的发生概率。长期大量饮酒,会影响肝脏的药物代谢率,导致麻醉风险增加。

(4)卫生准备。

术前一晚应清洁皮肤、沐浴更衣,手术需要时还应在医护指导下进行术区皮肤的准备,如颈部手术需剃须,颈后部手术应理发,靠近会阴部手术应剃除阴毛。大量研究证实,术前一天使用氯己定(洗必泰)沐浴可以降低手术部位的感染率。

(5)穿着准备。

手术中穿着应以简单、朴素为主,外衣应以院内统一手术服为主,如为躯干区手术,禁止穿胸衣内裤。不用害怕穿得少会着凉,转运过程中会有被褥,手术过程中会覆盖手术巾单,保暖是没问题的。

(6)避免紧张。

术前焦虑紧张是难免的,但是过度紧张容易引起血压升高,增加麻醉风险。其实,全麻后人就像睡着了一样,等醒来手术就已经结束了。既然选择了手术,就请相信手术医生和麻醉医生,尽量放松心情就是了。

(7)避免浓妆、首饰。

手术时不要浓妆艳抹,也不要穿金戴银,尽量去掉所有首饰、发夹、假牙、隐形眼镜等,避免术中使用电刀时金属灼伤皮肤。如有确实取不掉的首饰,如玉镯、戒指等,应分别告知病房、手术室护士、医生,进行安全包裹处理,如有损坏需自行承担损失。

(8) 注意经期。

女性经期原则上不应进行外科择期手术。如病情需要,应避开经血较多的第二、第三天,同时加强经期卫生。

107 脊柱手术后当天的注意事项有哪些?

(1) 体位。

全麻术后一般平卧就可以了,不需要去枕。硬膜外或腰麻等椎管内麻醉则需要去枕平卧至少 6 小时,主要是为了防止低颅压性头痛。脊柱手术后卧床可以自由翻身,身体不一定要像铁板一样板直不动。

(2) 饮食。

全麻术后 6 小时内须禁饮食,以免引起呕吐、误吸。可以用棉签蘸水防止口唇干裂。

术后 6 小时后可以少量饮水,当天一般不要进食,术后几天也应以清淡、营养饮食为主,如肉汤、鱼汤、面条、菜粥、牛奶等,不可一味大补。可根据是否有糖尿病、高血压等选择合适的水果。

(3) 疼痛。

脊柱手术术后会出现不同程度的疼痛。如果对疼痛较敏感,可以选择镇痛泵,通过按压泵上的按钮释放镇痛药来缓解疼痛。如效果不佳,或引起严重头晕、呕吐,应关闭镇痛泵,请医生使用其他止痛药物。

（4）呕吐。

全麻或腰麻术后呕吐常有发生，女性多于男性，常与麻醉药物遗留反应、使用镇痛泵或身体素质差有关。应将头偏向一侧，以防发生呕吐而引起误吸。

（5）肢体活动。

术后当天应以平卧为主，如无明显不适，可以主动或被动活动四肢，6 小时后如无不适，也可以翻身侧卧。

108 脊柱手术选择自体血回输有什么优势？

脊柱外科手术常常会因出血多而需要输血。术前谈话时，需要家属提前选择输异体血还是自体血回输。脊柱外科术中血液回收是指使用血液回收装置，将患者手术失血及术后引流血液进行回收、抗凝、洗涤、滤过等处理，然后回输给患者。

（1）安全：自身输血可以避免输注异体血的输血反应、血源传播性疾病（如艾滋病、梅毒等）和免疫抑制。

（2）经济：自体血回输的成本主要在回输机器与一次性耗材。目前，每次的费用为一千多元，与输注 200 毫升异体血的价格差不多。所以，所需输注的血液量越大越划算。

（3）快捷：自体血在术中即刻直接回输，不需要提前备血、预约取血。通常，输注异体血需要提前一天从血库预约，术中从通知血库预约取血到开始输注大约需要 1 个小时。

（4）唯一：对于配血困难的稀有血型患者（如 HR 阴性，即"熊

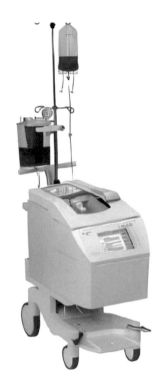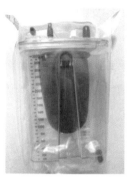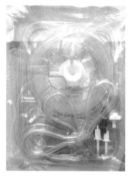

▲ 自体血回输装置及耗材

猫血"），一时无法获得同型血时，自体血回输就是唯一血源。同时，对于输异体血产生免疫抗体的手术患者，自体血回输也是唯一方法。另外，针对目前经常发生的"血荒"，自体血回输是节约用血的一大利器。

109 自体血回输有什么风险？

（1）污染：无论是由于一次性耗材灭菌不合格，还是术中血液可能被细菌、癌细胞、粪便或羊水等污染，一旦怀疑污染就应弃用。

（2）低蛋白血症：由于回输的只有浓缩红细胞，出血时血液白蛋白会持续减少，因此，术中、术后应及时补充白蛋白。

（3）凝血机能障碍：血液中丢失的凝血因子是无法回输的，因此，大量出血时应及时补充凝血因子或冷沉淀。

（4）血容量不足：大量出血时，回输的红细胞不足以补充血容量，此时，应输注异体血以补充血容量、纠正贫血。

（5）时间过长：血液流出血管外超过 6 小时应弃用；

（6）溶血：滤过的血液怀疑溶血或杂质较多时也应弃用。

对于以下情况：血红蛋白＜100 克/升；细菌性感染；有肿瘤转移倾向；凝血功能异常和造血功能异常；输血可能性小；冠心病、严重主动脉瓣狭窄等心脑血管疾病及重症患者，选择自体血回输需慎重。

110　脊柱术后刀口脂肪液化怎么办?

脂肪液化通常是指术后切口周围的大量脂肪细胞破裂、分解、外溢,在切口周围形成较多渗液,易造成手术切口感染或愈合不良。多见于肥胖、年老体弱或糖尿病患者,常发生在术后 1 周左右。多数切口周围无红肿及压痛,一般不伴

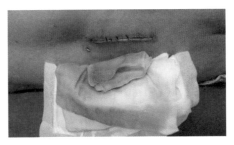

▲ 刀口脂肪液化

全身感染症状,如果合并切口感染或败血症时可能发生严重全身感染。

脂肪液化发生的原因:在皮下脂肪丰富的部位采用电刀手术时,高温会造成皮下脂肪组织的变性、术后无菌性坏死,术后切口处敷料会渗出大量黄色液体。手术过程中组织牵拉时间较长、范围较广,也易引起脂肪液化。而糖尿病等基础疾病也是高危因素。

应对措施:通常以及时换药、避免感染为主;如果渗液较多、可能合并感染时,需进行彻底清创。负压吸引技术可用于渗液较多、刀口经常换药的患者。脂肪液化时常需应用抗生素以预防感染。

第十一章　脊柱康复小妙招

/ / /　脊柱手术术后饮食有哪些注意点呢？

（1）应服用清淡、高蛋白的食物，避免大补。

部分脊柱手术出血较多，患者术后身体较为虚弱，会考虑吃一些补品调理。但是，人参、鹿茸等大补之物容易引起术后出血，血肿会压迫神经、加重神经症状，因此，术后不建议服用大补食品。

另外，民间流行的说法是"术后喝鸽子汤恢复得快，刀口长得好"，其实这种说法也是没有太多科学依据的。

（2）避免辛辣食物。

还有种说法是"颈椎病、腰椎间盘突出是有炎症，所以不能吃辛辣食物"。严格来说，脊柱疾病的发病与辛辣食物刺激是没有直接关系的，不过脊柱手术前后，确实应避免辛辣食物，以利于护理和刀口愈合。

112 居家护理术后伤口的注意事项有哪些？

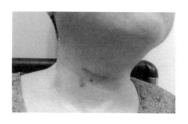

▲ 刀口愈合顺利

脊柱手术后症状改善明显，刀口愈合好、瘢痕小，患者就可以高高兴兴地回家了。但如果刀口出现问题，就会比较"闹心"。刀口感染、愈合不良会延长患者住院时间、增加治疗费用，影响患者及其家属的身心状态。

而部分患者出院回家后，会出现：刀口局部分泌物较多，部分愈合不良；或者整个刀口红肿、愈合不良。此时应及时到医院对刀口进行换药、清创，必要时全身应用抗生素。

因此，居家护理术后伤口非常重要，正确的护理方法可以帮助伤口尽快愈合，减少并发症的发生。笔者就给大家介绍一下相关的注意事项和小窍门。

（1）保持刀口清洁。

家庭环境往往不如医院的清洁程度高，如果不注意保持刀口周围的清洁（比如刀口周围毛发、污物较多），会极大地增加刀口感染的概率。在确保不弄湿刀口的前提下，可定期用温和的肥皂水或毛巾清洗刀口周围的皮肤。

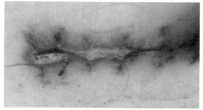

▲ 刀口周围毛发、污物较多导致愈合不佳

（2）刀口定期换药。

术后对刀口进行严格无菌换药和仔细护理是预防刀口感染的关键。每2～3天至少换药一次，应遵照无菌原则，用酒精或碘伏擦拭伤口。具体方法见下文"如何进行无菌换药"。

（3）定期复诊。

囿于个人经验，患者对自己刀口的判断往往存在偏差。如果发觉刀口红、肿、热、痛，或化脓、渗液较多，应立即去医院就诊。

113 手术刀口感染的可能原因有哪些?

手术刀口感染属于外科手术部位感染（英文缩写为 SSI），与深部感染相比，其症状较轻，处理也较简单。根据近年的报道，所有脊柱手术后的 SSI 概率为 $1.9\%～4.4\%$。与患者相关的危险因素包括高龄、肥胖、糖尿病、脊柱再次手术、营养不良、吸烟及长期应用激素等；与手术有关的因素包括内固定材料植入、手术出血多或手术时间长等，且腰椎手术往往比颈椎手术的刀口感染率高。另外，术后刀口严格无菌换药和个人仔细护理也是预防刀口感染的关键。

114 如何进行无菌换药?

（1）准备工作。

确保周围环境清洁、干净，佩戴口罩、帽子，准备换药碗或者一次性换药包,通常包括无菌镊、消毒棉球、无菌纱布等。

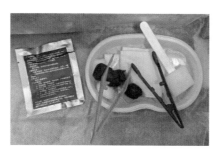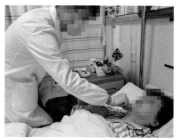

▲ 无菌换药包的主要物品及换药操作

（2）观察刀口。

术后刀口多为无菌伤口,一般隔天换药,如果因汗液、尿液或其他原因污染,应立即换药。常于术后3天左右检查伤口,去掉敷料,注意观察有无红肿、渗液、积血、缝线反应、针眼脓疱,以及皮缘是否对称等。手术5天以后,刀口感染概率增加,注意及时消毒、清理,必要时去医院就诊。

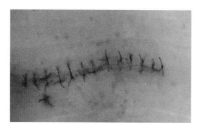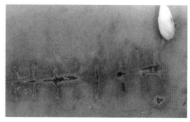

▲ 正常愈合刀口(左)和愈合不良刀口(右)

（3）消毒换药。

消毒切口及周围皮肤,消毒范围略大于纱布覆盖范围,顺序应由刀口中央对称消毒,一般为单一方向,使用过的棉球绝对不能再返回中央已消毒区域。如有皮下积液,则应用镊子、棉球轻轻反复挤压,直至无渗出。用过的镊子、棉球不能接触无菌物品。

（4）更换无菌敷料,包扎固定。

一般需要 4～6 层敷料覆盖刀口,再用胶布固定好。不要使用过期的敷料,以免引起感染。

115 术后多久可以拆线?

不同部位的手术其术后拆线时间不尽相同。比如,颈椎前路手术术后 4～6 天拆线;颈椎后路手术术后 10～14 天拆线;腰椎后路、侧路手术术后 8～10 天拆线;张力型刀口、褥式缝合或刀口愈合不良时,术后可能需要 14 天甚至更久才能拆线。

关于刀口何时拆线,应咨询手术医生的意见,根据缝线的性质是否可吸收来确定。若是不可吸收缝线,应在刀口愈合后的规定

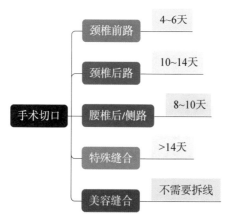

▲ 不同手术的术后拆线时间

时间内拆线;若是可吸收缝线,皮肤愈合后,可吸收缝线仍未脱落时,也可以进行拆线。

目前,临床使用的大部分美容缝合线非常细,瘢痕小,可吸收缝线不需要另外拆线,只有缝线吸收后残留的线头可能需要简单拆掉。但是,对于瘢痕体质或者刀口条件不好时,比如刀口张力大、皮下脂肪多容易脂肪液化或者是有感染可能时,应避免使用可吸收线美容缝合。美容缝合虽然不需要拆线,但是一定要及时换药,避免刀口污染、感染。

116 颈椎开放术后如何康复?

1) 生活指导

(1) 刀口护理:颈前路手术皮内可吸收线缝合一般无需拆线,隔日换药、持续 1 周即可;颈后路可吸收线缝合时也无需拆线,若丝线缝合时,隔日换药,10 天左右拆线。

(2) 佩戴颈托:颈椎术后一般应佩戴颈托 1~2 个月,复查后方可去掉颈托。但是对于颈椎人工椎间盘置换等手术,颈托佩戴时间不宜过长,尽量在 1 周内。佩戴时,应松紧适中,以下颌处容留两指,不影响说话、吃饭等下颌活动为宜;颈托贴近皮肤的一面可以垫以衣物或毛巾保护。卧床时无需佩戴。可以准备两副颈托以便换洗。

(3) 颈部训练:颈椎术后即应开始颈部肌肉收缩训练,保持头颈部在非(或小幅)运动状态,避免术后颈部僵硬、酸痛。

（4）四肢锻炼：除颈部训练外，应进行四肢肌肉的力量训练，如用握力球（圈）训练双手的力量以及灵活性，肩、髋、膝关节功能的锻炼，以及四肢肌肉伸缩训练等。应避免剧烈的、对抗性的运动。

（5）睡眠：颈椎手术后睡眠的枕头非常重要，一般选择"一拳高"，即 7～13 厘米高度的枕头。侧卧时枕头的高度则以接近肩膀至颈椎的距离为宜，以保持颈椎正直。术后对于患者睡眠的体位没有严格的要求，可以平卧、侧卧或者翻身。

（6）高压氧治疗：对于脊髓损伤较为严重的患者，术后早期高压氧治疗对脊髓功能恢复能起到较好的帮助作用。一般 10 天为一个疗程，可以做 2～3 个疗程。

（7）生活习惯：应戒烟、戒酒，注意劳逸结合，痰液较多的病人应该及时拍背、咳痰，预防肺炎的发生。术后不良的生活习惯可能导致未手术节段发病，因此颈椎手术后的患者一定要避免长时间低头，或者无节制地看手机、电脑。

2）用药指导

（1）止痛药物：颈椎前路手术术后症状以嗓子痛为主，刀口疼痛较轻，可以口服润喉片、薄荷糖等，并给予雾化，症状会逐渐减轻。颈椎后路手术术后刀口疼痛较为明显，可服用非甾体抗炎药（如塞来昔布、布洛芬等），疼痛感觉较重者，可以选择肌注或静滴镇痛药物，也可以使用止痛泵。

（2）活血药物：术前应停止服用相关药物，阿司匹林等应停服 3 天以上，氯吡格雷应停服 10 天以上。术后待刀口引流明显减少再开始服用。其间可用低分子肝素代替（具体可以咨询主诊医师）。

（3）神经营养药物：在脊柱术后，甲钴胺是常用药物，其主要代谢成分为维生素 B_{12}，可服用 2～3 个月。

（4）抗骨质疏松药物：骨质疏松是一种全身性疾病，在 60 岁以上的手术患者中非常常见。正规的抗骨质疏松治疗可以提高术后疗效，避免内固定失效引发再次手术。

（5）其他：其他内科疾病如结核、高血压、糖尿病、高血脂等，都需要及时、规律地服药。利血平等降压药术前应停服 2 周以上，在专业人士指导下用相应药品替代。

3) 饮食指导

原则：术后饮食恢复遵循"流质-半流-普食"的顺序。

① 食物宜温凉，避免过烫。

② 高蛋白饮食有利于伤口愈合，如新鲜的鸡、鸭、鱼、肉、蛋等。

③ 水果可增强抵抗力、促进排便，如猕猴桃、火龙果、香蕉、苹果等。

④ 富纤维素食品可预防便秘，如各种茎叶蔬菜、玉米、粗粮等。

⑤ 通气前，少吃牛奶、豆奶、甜食等。

⑥ 避免服用补药、活血药，如人参、三七、虫草等。

117 颈椎手术后颈部酸痛怎么办？

许多患者朋友在颈椎手术后出现颈部酸痛的症状，严重的可能会伴有颈部僵硬、活动不便。这是世界范围内脊柱外科医生都要面对的棘手问题，严重的颈椎术后颈肩痛被称为"轴性痛"或"轴性症状"。据文献报道，颈椎后路手术术后轴性痛的发病率可高达45％～80％，颈椎前路手术相对低一些。

面对术后颈部酸痛的困扰，患者常常询问："是不是内固定松动了？""会不会刀口感染了？""是不是手术过程中减压不彻底？""是不是我锻炼得不够啊？"在此，笔者作简要答复。

① 患者朋友们不用过分紧张，没有外伤时，内固定并不容易松动、移位。

② 关于颈椎术后的锻炼量，目前尚没有明确的答案。

③ 适当采用针灸、理疗等疗法。

④ 服用对症的镇痛消炎药物、肌肉松弛药。

⑤ 注意休息，避免过度劳累，避免长期保持一个姿势。

⑥ 颈托不要戴得太紧，如果酸痛非常严重，可以适当拿掉颈托，避免颈托压迫引起的肌肉紧张，刚拿掉时颈部无力也不要紧张，活动时注意安全，量力而行，一般慢慢会适应。

笔者通过指导患者，特别是颈椎前路术后轴性疼痛患者，进行术后"颈肩肌锻炼"，降低了其疼痛的程度与时间。

具体方法：在颈托保护下，缓慢微微后仰，直到感觉到后方肌肉的收缩，保持 10 秒钟后放松，再重复，每组 12 个，每次做 3 组，每天 3 次。锻炼应从术后第三天开始，可以避免肌肉过分粘连和萎缩。

关于颈托的佩戴时长，传统观点认为，颈椎术后必须佩戴颈托3 个月以上，以避免内固定物的松动或骨不愈合的发生。但是，临床观察发现，颈椎术后长时间颈托制动，会明显增加颈部肌肉萎缩、颈椎活动度降低的发生率;而且,早期去掉颈托的患者,内固定物松动或骨不愈合的现象非常少见。因此,通常建议颈椎术后佩戴颈托1～2个月;行颈椎前路人工椎间盘置换术或后路椎管成形术时,通常佩戴1周,如有明显不适,可以适当延长。同时,佩戴期间,建议进行上文所述的"颈肩肌锻炼"。

118 腰椎开放术后如何康复?

1) 日常生活

(1) 下地负重:对于一般腰椎手术,患者在腰围保护下可以在术后1周左右下地,但应量力而行、循序渐进。对于单纯髓核摘除术,患者早期下地负重可能会增加椎间盘突出复发的风险。

(2) 功能锻炼:增加腰背肌的锻炼,在床上可以进行腰背肌锻炼(小燕飞、五点式等,如第七章所述)和直腿抬高试验,对术后腰椎功能有明显的改善作用。腰椎手术后下地运动也非常重要(如慢走等),但是同样应循序渐进、量力而行。运动时宜抬头挺胸,如果出现腰部酸痛,应该适当休息。

(3) 生活习惯:避免过度弯腰、拎重物以及拖地、洗碗等家务劳动,也应避免长时间坐在软沙发上。

2) 用药指导

(1) 止痛药物:术后刀口疼痛者,可服用非甾体抗炎药(如塞来昔布、布洛芬等),此类药物对术后腰腿部酸胀有明显的缓解效果。疼痛感觉较重者,可以选择肌注或静滴。

（2）神经营养药物:脊柱术后甲钴胺是常用药物,其成分主要为维生素 B_{12},可服用 2～3 个月。

（3）肌肉松弛药物:术后许多患者会出现腰部肌肉不自主地抽搐,可以选用乙哌立松、复方氯唑沙宗片或巴氯芬片等。

（4）骨质疏松药物:与上文"颈椎开放术后如何康复"中提及的相似,骨质疏松患者术后应接受正规的抗骨质疏松治疗。

（5）其他:其他内科疾病如结核、高血压、糖尿病、高血脂等,都需要及时、规律地服药。

3) 饮食指导

原则:术后饮食恢复遵循"流质-半流-普食"的顺序。

① 高蛋白饮食有利于伤口愈合,如新鲜的鸡、鸭、鱼、肉、蛋等。

② 水果可提高抵抗力、促进排便,如猕猴桃、香蕉、苹果等。

③ 富纤维素食品能够预防便秘,如各种茎叶蔬菜、玉米、粗粮等。

④ 通气前,不吃牛奶、豆奶、甜食等。

⑤ 防治便秘:卧床期间进行躯体锻炼,也可以按摩、热敷等。严重者可以借助药物或灌肠治疗,如开塞露、乳果糖口服溶液等。

临床诊治篇

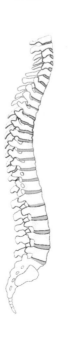

第十二章 脊柱退变性疾病

119 颈椎病的常见分型有哪些？

颈椎病是一种以椎间盘退行性改变为基础的疾病，根据病因或受累组织的不同，其分为多种类型。

（1）颈型颈椎病：临床上极为常见，是其他各型颈椎病共同的早期表现。以颈部症状为主，表现为头、颈、肩疼痛等异常感觉，并伴有相应的压痛点。

（2）脊髓型颈椎病：通常是由于颈椎椎间盘突出或者骨赘增生压迫脊髓所致，表现为双上肢的麻木、疼痛、无力或者肌肉萎缩，双下肢无力、行走不稳、踩棉花感等。往往病程较长，症状逐步加重。早期可以通过药物、理疗等保守治疗，如果短期出现病程加重较快，影像学显示脊髓受压较重时，建议手术治疗。由于脊髓长期受压后神经功能损伤，即使减压术后可能效果不佳，所以，脊髓型颈椎病应在出现严重症状之前手术。

（3）神经根型颈椎病：通常是由颈椎神经根受压所引起的，表现为双上肢麻木、疼痛或者颈肩部疼痛、活动受限等。疼痛发作时,特定的体位可以加重或者缓解疼痛。通过服用止痛药物或者静脉使用激素、脱水药物可以缓解疼痛,绝大部分患者不需要手术治疗,如果病情较重、保守治疗无效,可以考虑手术。

(4)交感神经型颈椎病:通常表现为头晕头痛、恶心呕吐、五心烦热、情绪焦虑、易出虚汗、心前区疼痛、耳鸣耳聋等症状。目前其致病机制仍未明确,可能是椎间盘退变、颈椎失稳、后纵韧带交感神经受刺激或枕颈部供血不足等。同时,其诊断困难,治疗方案不统一。

(5)椎动脉型颈椎病:主要表现为颈性眩晕、恶心、耳鸣、耳聋、视物不清、头痛、一过性意识障碍甚至猝倒。

(6)食管型颈椎病:临床较少见,表现为咽喉干涩、咽喉部疼痛、吞咽困难、音哑等咽喉和食管症状。

有时,颈椎病的症状表现并不典型,只出现头痛头晕、胸闷心

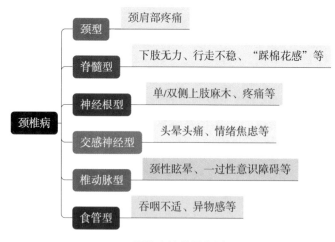

▲ 颈椎病的常见分型

慌、呼吸困难、恶心呕吐等症状。由于可能引起头晕、胸闷的原因有很多,比如精神因素或者颅内疾病等,如果只是单纯的头晕、胸闷,不宜明确诊断和治疗方案,此时应加强鉴别诊断和保守治疗。颈椎病的诊断最好在有明确神经症状的情况下做出,比如疼痛、麻木、肌力下降或者行动困难等。

120 颈椎病要与哪些疾病相鉴别?

（1）神经根型颈椎病的鉴别诊断。

神经根型颈椎病通常表现为颈部疼痛、一侧或两侧上肢的麻木、疼痛、肌力下降或者肌肉萎缩等。通常需要与颈肋、前斜角肌综合征、胸廓出口综合征或腕管综合征等疾病相鉴别,需要到专业的医生处就诊,通过症状表现、医生查体和辅助检查等进一步明确。

（2）脊髓型颈椎病的鉴别诊断。

脊髓型颈椎病通常需要与肌萎缩性侧索硬化症、运动神经元病等相鉴别。前者主要以颈部、双上肢症状为主,而后者症状重且复杂,常伴有构音障碍、定向障碍或者行动困难等。如果患者出现肌肉萎缩等症状时,更要谨慎诊断颈椎病。

肌肉萎缩的原因有很多,可以分为废用性肌肉萎缩和损伤性肌肉萎缩。前者主要是由于肢体长期固定、肌肉缺乏锻炼引起,通过针对性的锻炼和治疗,可以很快恢复。后者主要包括血管或者神经性原因,比如血管损伤引起供血障碍,或者是神经损伤。而神经损伤又分为中枢性和周围性神经损伤,前者包括大脑、脊髓内部病变,或者是颈椎病、外伤等原因引起的脊髓损伤,治疗和预后都比较差;后者常见于周围神经卡压、骨筋膜室综合征或者直接神经损伤。

由此可见,脊髓型颈椎病、肌萎缩性侧索硬化症、运动神经元病等疾病引起的肌肉萎缩均属于中枢性神经损伤范围,此时,一般要做肌电图或者神经传导测定以帮助鉴别。另外,肌电图还常用于颈椎病与腕管综合征,或者腰椎间盘突出与梨状肌综合征等的鉴别。

121 脊髓型颈椎病——最危险的颈椎病?

随着人们生活方式的改变,颈椎病在我们的生活中变得越来越常见。越来越多的年轻人也加入了颈椎病的大军中,并正在以可怕的速度逐年提升。在世界卫生组织公布的"全球十大顽症"中,颈椎病排名第二。

颈椎病有多种类型,其中最可怕、最危险的是脊髓型颈椎病,占全部颈椎病的 $10\%\sim15\%$,甚至更高。它危害最大,但又容易被人们忽视,堪称破坏人们正常生活的"隐形杀手"。

1) 定义

脊髓型颈椎病是颈椎病中最严重的类型。其是由于颈椎退变导致椎间盘突出、骨赘增生、后纵韧带肥厚等变化,压迫脊髓或脊髓的供应血管,出现颈部脊髓损害。而脊髓是感觉和运动神经冲动传导的重要通路,有传导功能和反射功能。因此,当脊髓受压出现损害时,就会出现一系列感觉、运动功能障碍的表现,严重时可以导致肢体瘫痪。其主要症状包括四肢感觉、运动以及大小便功能障碍等。

2) 病因

（1）颈椎的退行性改变:包括椎间盘退行性改变及椎间关节退行性改变。随着人们年龄的增大,颈椎会逐渐发生退行性改变,出现椎间隙减小、椎间盘膨出或者突出、后纵韧带肥厚、椎体后缘骨赘等情况,将导致脊髓从前方受到压迫。同时,颈椎黄韧带会随颈椎退变而出现皱褶、增厚,从而从后方压迫脊髓。

（2）发育性颈椎管狭窄:是脊髓型颈椎病的病理基础。当出现椎间盘突出、骨赘形成、黄韧带肥厚等椎间关节退变时,就会出现发育性颈椎管狭窄,导致脊髓受到压迫而发生损害。

（3）颈椎损伤:长时间低头、伏案、高枕等,都会导致颈椎间盘纤维环受力不均,造成颈椎间盘慢性损伤而加速退行性病变进程。落枕、头部意外撞击硬物、粗暴推拿等也可能损伤椎间盘,加速退行性病变进程。

3) 病程

脊髓型颈椎病的症状是进展性的。在患病的初期,患者常先出现一侧或双侧上肢或者下肢麻木、沉重感,随后逐渐出现行走困难、下楼梯时腿发软或站立不稳,有些患者还会有双脚踩在棉花上的感觉,严重者步调不稳、行走困难。

随着病情的逐渐加重,患者会出现一侧或双侧上肢麻木、疼痛,双手无力、不灵活,写字、持筷等精细动作难以完成,严重者甚至不能自己进食。部分患者需要借助拐杖或他人搀扶才能行走,有些患者甚至会发生肢体瘫痪,生活不能自理。除此之外,患者还可能出现躯干感觉异常,如胸部、腹部或双手有如皮带样的捆绑感,称为"束带感",以及躯干或者下肢的烧灼感、冰凉感、蚁行感。

当病情进一步加重,有些患者还会出现膀胱和直肠的功能障碍,如尿频、尿急、尿不尽,甚至尿失禁、排便障碍,部分患者还会出现性功能减退。

4) 诊断

早期脊髓型颈椎病症状并不明显,因此往往容易被忽视。我们应该关注自身状态,如果出现四肢感觉或运动功能障碍的表现,如走路不稳、双手不灵活、手脚麻木等症状,一定要及时前往医院的脊柱外科或骨科就诊。X线片、CT、MRI、颈脊髓造影等检查可以辅助医生诊断脊髓型颈椎病,排除其他疾病。

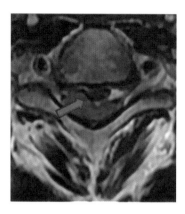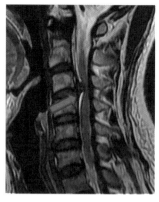

▲ 脊髓型颈椎病的 MRI 表现(左:横断面,右:侧面)

5）治疗

由于脊髓型颈椎病为逐渐进展的慢性疾病，通常从发病至出现严重症状会经过较长的时间，因此对于受压较轻、病程较短、症状不重的患者，可以选择保守治疗，如卧床休息、针灸、理疗、药物及佩戴颈托、颈围等支具以减少颈椎负荷等。需要注意的是，保守治疗虽然能在一定程度上缓解颈椎病的进展，但不能治疗疾病，还是需要定期随诊，一旦病情加重，仍应进行手术治疗。

对于病情逐渐加重、恶化，保守治疗无效的患者，及时的手术干预则能在最大限度上挽救、改善脊髓功能，阻止病情的进一步恶化。因此，一旦诊断明确，脊髓型颈椎病患者应当尽早进行手术治疗，除非患者存在手术的禁忌证，无法进行手术。

出现以下情况时，保守治疗无法达到目的，需要尽快手术：①患者症状严重影响正常生活，且保守治疗超过 3 个月但治疗效果不佳，或者保守治疗时能一定程度上缓解症状，但是停止治疗后症状反复发作，需要长期持续治疗。②患者出现上肢某些肌肉的肌无力甚至肌萎缩，经保守治疗 2～4 周后仍有发展趋势。③患者出现了脊髓压迫，手术是其唯一有效的治疗方式。

手术的方法主要有两种：①前路手术，通过切除突出的椎间盘、增生的骨赘或肥厚后纵韧带，解除脊髓的压迫，然后再采用各种材料填充、固定椎间盘和椎体，实现永久的稳定。②后路手术，通过扩大椎管或椎板成形、切除、固定，解除对脊髓的压迫。不同医生做出的选择可能并不一致，一般是依据神经压迫的方向、范围和程度，以及医生的手术技术、熟悉程度进行选择。

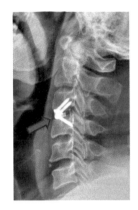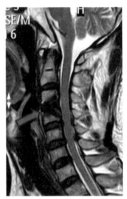

▲ 脊髓型颈椎病的术后影像学表现(左:X线片,右:MRI)

6) 手术并发症

（1）颈椎前路手术:需要绕过食管、气管及动静脉鞘等重要结构,因此,在显露过程中对这些组织造成损伤的风险不可忽视。由于神经解剖变异、发育畸形或手术粘连等原因,手术操作过程中也存在误伤神经的潜在危险。术后并发症主要包括咽喉不适、饮水呛咳、声音嘶哑及内固定物相关并发症等。

（2）颈椎后路手术:暴露过程中需要剥离大量的肌肉,术后可能会出现颈部酸痛、无力;神经减压术后可能会出现抬肩无力等颈5神经根病表现;颈后部皮下脂肪厚,容易出现脂肪液化、刀口感染等。

7) 术后锻炼

颈椎手术之后是需要持续锻炼的,包括上肢肌力与双下肢的活动。不同的颈椎手术,佩戴颈托的时间不同。此过程中也可以进行颈部肌肉的收缩锻炼和轻度的运动。坚持"循序渐进、适可而止"的原则。

8）预防

所有类型颈椎病的预防方法基本是一致的，主要就是调整生活习惯。

（1）纠正不良姿势：工作、学习、娱乐时，要尽可能保持头部直立，避免低头。同时注意避免颈部过度屈伸和摇摆，避免颈部过度承重。

（2）避免长时间低头：伏案工作 1 小时，起身活动一下或仰头 5 分钟。

（3）选择合适的枕头：选择适合颈部生理要求的枕头，一般以 10 厘米的高度为宜。

（4）注意颈部保暖：吹空调或电扇时注意保护颈部，冬日外出时可佩戴围脖。

122 交感神经型颈椎病——最复杂多变的颈椎病？

交感神经型颈椎病是颈椎病中症状最复杂多变、诊断最为困难的一种，约占全部颈椎病的 5％。

1）症状

交感神经型颈椎病的症状复杂多变，最主要的症状还是头颈部和肩背部的疼痛,以及交感神经兴奋或抑制相关的症状。

头部症状:以枕部疼痛、偏头痛为主,可伴有头晕,还可以存在面部发热或发麻、睡眠欠佳、注意力不集中等症状,与患者情绪、劳累等因素有关。

五官症状:眼球外突感、流泪、视物不清,或眼球内陷、眼球干涩等症状;蝉鸣样或持续性低调耳鸣、听力下降等症状;鼻塞、鼻痛、嗅觉过敏等症状;咽喉异物感、发音不清、吞咽困难等症状。

心脏症状:可出现心律失常、心悸、心慌、心前区疼痛等症状,但心电图无相应病理改变。

血管症状:可出现血管收缩、痉挛,以至手足发凉、疼痛、皮温低;或出现血管扩张,导致肢端发热、有烧灼感。

汗腺症状:上胸部、颈部、头面部、手部多汗或少汗。

胃肠道症状:肠胃不适、恶心呕吐、腹泻或便秘等。

泌尿系统症状:尿频、尿急、排尿不畅或淋漓不尽等。

肢体症状:肢体感觉疼痛、麻木,但不按神经分布。

2) 症状复杂多变的原因

交感神经型颈椎病的发生是因为椎间盘退变和节段性不稳定等因素,导致颈椎周围的交感神经末梢受到刺激,产生交感神经功能紊乱,从而引起疾病症状。而交感神经功能紊乱又可以表现为交感神经兴奋症状或交感神经抑制症状。因此,交感神经型颈椎病可以出现多种多样,甚至截然相反的症状。

另外,椎动脉表面富含交感神经纤维,所以交感神经功能紊乱常常累及椎动脉,导致其舒缩功能异常。因此,交感神经型颈椎病在出现全身交感神经功能紊乱症状的同时,还可能伴有椎-基底动脉系统供血不足的表现。

3) 诊断

由于交感神经型颈椎病的症状复杂多变,因而很难通过症状来进行诊断。当出现类似症状时,应及时就诊。医生将在询问病史、体格检查的基础上,观察患者的颈部活动、颈部生理曲度,并辅以 X 线片、CT、MRI 等影像学检查,与其他疾病进行鉴别,判断病因和病情的严重程度。

4) 治疗

交感神经型颈椎病的临床治疗以保守治疗为主,必要时才考虑手术治疗。

保守治疗包括:颈托制动;颈部理疗,如针灸、按摩、推拿、牵引等;药物治疗,如服用神经营养药、神经调节药和非甾体抗炎药等;颈部热敷,颈背部肌肉康复锻炼等。

而当患者交感神经症状严重,严格保守治疗 3 个月仍然达不到治疗目的,或合并颈椎脊髓压迫,或存在明显颈椎畸形、不稳时,可以采取手术治疗。手术可以起到减轻压迫、稳定颈椎的作用,一般包括椎间盘减压术、椎间盘切除术、椎间植骨融合术等。这些术式均有微创或开放两种方法,可以根据患者情况制定具体方案。但是,单纯交感神经型颈椎病是不能作为手术指征的。

5) 预防

同上文脊髓型颈椎病中所述。

123 颈椎管狭窄如何诊治?

颈椎管狭窄是指由于颈椎椎管横截面积减小、脊髓受压迫引起的疾病。通常表现为脊髓受压的症状,如双手握力减退、双下肢肌力减退、走路不稳、踩棉花感、行动障碍甚至瘫痪等。可以分为先天性椎管狭窄、发育性椎管狭窄和退变性椎管狭窄。退变性椎管狭窄通常是由颈椎间盘退变、突出和韧带肥厚所致。

1)诊断

颈椎管狭窄的诊断需要结合症状、体征和影像学检查。症状通常是指脊髓受压的症状,如双手握力减退、双下肢肌力减退、踩"棉花感"、行动障碍甚至瘫痪等。体征主要包括反射亢进、肌力下降、肌张力升高等。影像学表现主要包括 MRI 检查显示颈椎椎管横截面积减小、脊髓受压,局部可表现为椎间盘突出、黄韧带肥厚等,严重时会有脊髓信号的改变。根据形态不同,可以分为串珠样改变、回旋镖样改变及倒三角样改变等。

2)治疗

颈椎管狭窄患者早期症状都不是很重,大部分时候可以采取保守治疗。对于部分神经症状进展比较迅速,出现肌力下降、行走不稳的患者,建议手术治疗。由于椎管狭窄一般范围较广,多于 3个节段,通常会选择后路手术,既可以对椎管进行减压,又可以保留颈椎活动度;如果前方压迫较重或情况特殊,也可以选择前路手术。具体根据患者病情以及医生的技术、经验进行选择。

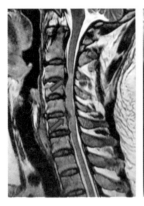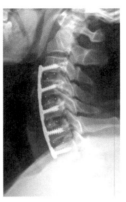

▲ 颈椎管狭窄的前路手术治疗（左：术前 MRI，右：术后 X 线片）

124 后纵韧带骨化如何诊治？

后纵韧带骨化症（英文缩写为 OPLL）是指后纵韧带异位骨化，压迫脊髓或神经根而出现脊髓损害及神经根刺激的症状，多发于颈椎，胸椎较少，鲜见于腰椎。流行病学调查显示，日本人中颈椎后纵韧带骨化的发病率较高，50 岁以上人群的发病率为3.2%～4%；而韩国人的发病率仅为 0.6% 左右，但一旦发生，就可能造成非常严重的后果。笔者主要介绍一下颈椎后纵韧带骨化症的诊治方法。

1) 颈椎后纵韧带骨化的定义

颈椎后纵韧带骨化进展非常缓慢，其间伴随着后纵韧带肥厚，只有当不断增生肥厚和骨化的后纵韧带挤压椎管超过了脊髓的避让空间，才会产生神经症状。这一点不同于椎间盘突出而引发的"颈椎病"，因此，它常被称为颈椎的"静默杀手"，当出现轻微的创伤时即可导致颈脊髓损伤，引起四肢瘫痪。

2）颈椎后纵韧带骨化的病因

目前，颈椎后纵韧带骨化的病因还不明确，主要诱因包括椎间盘变性、全身骨关节肥厚性改变、糖代谢紊乱、颈椎损伤及遗传因素等。①椎间盘变性：椎间盘变性后，颈椎后纵韧带承受的压力变大就会，引起局部组织修复、增生，产生钙化。②骨代谢激素紊乱：如甲状旁腺功能亢进症、弥漫性特发性骨肥厚症等，部分患者常常合并其他韧带及关节的肥大、骨化。③糖代谢紊乱：颈椎后纵韧带骨化患者中，糖尿病及糖耐量异常者占比高于健康人群。④颈椎损伤：颈椎不稳、外伤或手术也是此病的高危因素，当颈椎的后纵韧带附着部发生损伤，可能导致反应性骨化的出现。⑤遗传因素：研究表明，遗传因素或者基因突变、多态性改变等，可能会促进颈椎后纵韧带骨化的发生。⑥其他因素：包括地域、种族和性别因素等，如亚裔、黄种人和男性都是高危因素；高盐饮食、低动物蛋白摄入、稻米饮食及糖尿病患者易患病。

总之，后纵韧带骨化是一种多因素共同致病的复杂疾病，其具体机制仍未明确。

3）颈椎后纵韧带骨化的诊断

颈椎后纵韧带骨化的诊断要结合症状、体征和影像学表现。颈椎后纵韧带骨化早期的表现与颈椎病相似，比如颈肩痛、上肢疼痛、麻木、行走不稳表现以及颈部弹响、头痛头晕、高血压等不典型症状。出现神经损伤的主要表现包括：双上肢肌力下降，双下肢无力，行走不稳、踩棉花感等。

一旦怀疑患有颈椎后纵韧带骨化，应立即去医院脊柱外科就诊，需要行颈椎 X 线片、MRI 和 CT 检查。以上检查可以全面显示骨化物形态及脊髓受压状况，以便医生评估病情轻重及手术风险。

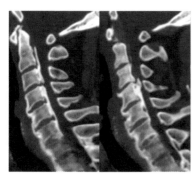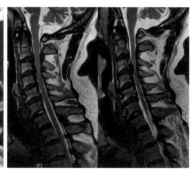

▲ 颈椎后纵韧带骨化的 CT(左)和 MRI(右)表现

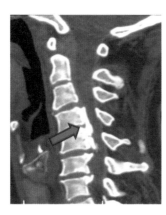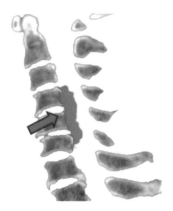

▲ 严重颈椎后纵韧带骨化的 CT 表现(左)和手术规划示意图(右)

4) 颈椎后纵韧带骨化的治疗

颈椎后纵韧带骨化的早期症状不重,可以进行保守治疗,如消炎止痛药和肌肉松弛药、局部制动等,多数只需定期随访、避免外伤及减少可能致病的高危因素即可。同时密切关注神经功能变化,如果保守治疗无法有效改善症状,或者出现症状进行性加重,应及时就医,进行重新评估。

影像学检查显示严重的后纵韧带骨化,造成椎管明显狭窄、脊髓高信号改变、OPLL 相关症状及体征明显异常的患者,应该考虑进行手术治疗。手术治疗的目的主要是扩大椎管容积、解除脊髓压迫。

如需手术治疗,建议到有 OPLL 外科治疗经验的脊柱外科医生处就诊,因为目前关于手术时机的判定、手术方式的选择、术中风险的预判及术后并发症的处理,仍存在较高的技术门槛,需要大量的手术经验积累。虽然其手术风险比普通颈椎病要高,但不能因害怕手术而致病情延误,一旦出现神经受损、肢体瘫痪,再进行手术则效果不佳。而且,手术风险以脑脊液漏、大出血为主,有经验的脊柱外科专业医生可以很好地控制风险,真正出现脊髓神经功能恶化或者瘫痪的概率不到 1%。当前的技术和工具条件均较成熟,大多数颈椎后纵韧带骨化症患者不必因恐惧心理而抵触治疗。

对于前路手术还是后路手术的治疗选择,可以通过下面的例子进行类比。假设椎管为一只鞋子,脊髓就像我们的脚,骨化的后纵韧带(蓝色)在鞋子的前方,前路手术就是把骨化块切除,恢复椎管的正常形态和容积;后路手术就是不处理鞋子前方的骨化块,通过后方延长鞋帮的长度,扩大鞋子的容积,使得脚可以后移,达到减压的目的。下图为颈椎管前后路减压示意图。

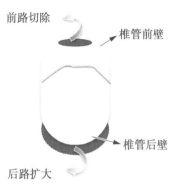

▲ **颈椎管前/后路减压示意图**

经过正规治疗后,部分颈椎 OPLL 患者的症状会得到改善,韧带停止骨化或放缓。而如果不接受正规的治疗,任由颈椎 OPLL 发展,最终会逐渐影响患者的四肢运动及生活质量。

5) 颈椎后纵韧带骨化的术后康复

颈椎后纵韧带骨化患者术后的康复与普通的颈椎手术相近。由于术后椎管容积扩大,脊髓缓冲空间增多,轻微外力即可产生严重神经损伤的危险基本解除。但是,在术后一段时间内(一般为3~4周,具体根据医生要求),还应该佩戴颈托保护,必要时需行头颈胸支具保护,以暂时稳定脊柱,等待骨性融合。外出和乘坐交通工具时需要佩戴颈托,在家卧床时可以摘去。侧卧、平卧均可,枕头以一拳高为宜,无需去枕平睡。

6）颈椎后纵韧带骨化的预防

上文已经提到了颈椎后纵韧带骨化的诱因，预防方法就是注意避免这些诱因。

① 养成良好的坐姿、睡姿，不要弯腰驼背，不要使用过高的枕头，可以避免或延缓颈椎间盘变性。

② 低糖低脂饮食，避免糖尿病的发生。糖尿病患者则要积极控制血糖，尽量将血糖控制在正常范围内。

③ 体形较胖、脖子相对较短的朋友，要密切观察、随访，必要时做颈椎 MRI 或者 CT，早期预防、早期发现、早期治疗。

近年来，随着对颈椎后纵韧带骨化发病机制的逐步深入研究，以及基因检测、靶向治疗的发展，在不久的将来，有望对高危人群进行筛查，或者通过基因治疗达到避免发生后纵韧带骨化，免除外科手术的痛苦，让我们拭目以待。

7）胸椎后纵韧带骨化

最后，笔者再简要介绍一下胸椎后纵韧带骨化。其是指胸椎椎体后方韧带组织产生异位骨化，导致椎管狭窄，压迫后方脊髓组织产生神经症状的一种病症。需注意的是，胸椎黄韧带骨化、颈椎后纵韧带骨化及胸椎后纵韧带骨化其中两者或三者常合并出现。

胸椎后纵韧带骨化的诊断要结合症状、体征和影像学表现：症状主要包括双下肢麻木、无力、肌力下降、行走不稳、踩棉花感等；体征主要表现为反射亢进、肌张力增高等；影像学表现为后纵韧带骨化、椎管狭窄及脊髓受压等。

胸椎后纵韧带骨化早期症状不重，可以进行保守治疗，晚期出现明显神经受压症状时建议尽快手术治疗。

125 胸椎黄韧带骨化如何诊治？

有一种疾病也可能引起下肢麻木、行走困难等症状，只是在临床上相对少见，容易发生误诊而延误治疗时机，这种疾病就是上一个问题中提到的胸椎黄韧带骨化。

1）定义

胸椎黄韧带就是位于胸椎后方椎板间，连接上一椎板和下节椎板的后方的韧带结构。胸椎黄韧带骨化是由于慢性损伤、退变、炎症及代谢等因素，诱发胸椎的黄韧带肥厚、骨化，因而导致胸椎管狭窄，引起一系列脊髓、神经受压迫的症状和体征。

胸椎黄韧带骨化起病缓慢、隐匿，病程大多呈渐进性发展，且持续时间较长。可因某种诱因，包括轻微外伤或过度劳累而发病，

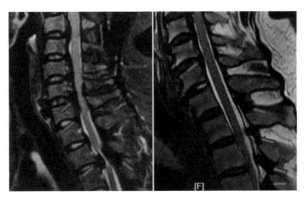

▲ 胸椎黄韧带骨化伴颈胸椎后纵韧带骨化的 MRI 表现

甚至可因此导致病情迅速恶化。其常合并颈椎后纵韧带骨化或胸椎后纵韧带骨化出现。

2）诊断

胸椎黄韧带骨化的诊断要结合症状、体征和影像学表现。

胸椎黄韧带骨化的症状比较复杂，最常见的症状是下肢的麻木及感觉异常，多数患者还会出现单侧或双侧下肢无力、步行困难，部分患者还会出现行走时踩棉花感，少部分患者还会出现胸腹部束带感或下肢放射痛、背痛等症状，可以严重影响患者的生活质量。当疾病进展比较严重时，患者甚至可以出现截瘫，同时还可以伴有括约肌功能障碍。

如果出现上述症状，需要及时前往医院脊柱外科就诊。医生会做相应查体和影像学检查。查体通常表现为反射亢进，肌张力增高等，影像学表现为黄韧带骨化征象，椎管狭窄，脊髓局部受压甚至变性。

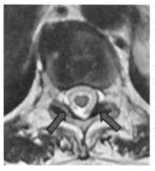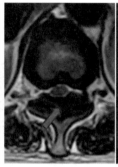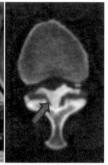

▲ 正常黄韧带的 MRI 影像（左）和骨化黄韧带的 MRI 和 CT 影像（中、右）

3) 治疗

胸椎黄韧带骨化早期需要密切观察,如果下肢症状加重,应尽快手术。只有对于早期的轻型病例,或者有外科手术禁忌证,或者完全瘫痪的晚期病例,才会考虑非手术治疗。

胸椎黄韧带骨化患者手术具有一定的风险。手术治疗的关键是力争早期、准确、彻底地清除位于脊髓后方的致压物,同时应避免误伤脊髓。标准的手术方式是胸椎管后壁整体切除术或逐块蚕食切除术。目前使用最多的是"揭盖式"胸椎管后壁整体切除术,即在双侧关节突中线纵向开槽,切断骨化的椎管后壁与侧壁的连接,将椎管后壁和骨化的黄韧带缓缓提起并整块切除。

用于切除的手术工具可以选择咬骨钳、电动磨钻或超声骨刀。其中,超声骨刀具有安全性高、切割精确、不易损伤周围血管和神经组织的特点,目前在临床上的应用更加广泛。

总而言之,胸椎黄韧带骨化虽然不太常见,但后果非常严重。如果出现下肢的麻木、感觉异常、行走无力,应该及时就医,积极进行手术治疗。如果能够早期、准确、彻底地清除脊髓后方的致压物,大多数患者都能取得比较满意的效果。而如果不及时治疗,任由疾病进展,患者最终可能会面临截瘫。

126 胸椎管狭窄如何诊治?

胸椎管狭窄通常是由于椎管发育狭窄或后纵韧带、黄韧带肥厚、骨化等导致的继发性疾病。主要表现为下肢麻木、无力、行走障碍等。

1) 诊断

胸椎管狭窄的诊断要结合症状、体征和影像学表现。症状表现为下肢麻木、肌力下降、行走不稳等；体征表现为下肢反射亢进、肌张力增高等；影像学表现为椎管狭窄压迫神经。

2) 治疗

胸椎管狭窄早期需要密切观察，如果下肢症状加重，应尽快手术，手术具有一定的风险。手术方法同胸椎黄韧带骨化。

127 胸椎间盘突出如何诊治？

如图所示，胸椎间盘突出是椎间盘突出压迫神经引起脊髓受压等症状。其发病率比较低，往往伴随暴力或者剧烈运动，一旦发生往往会造成急剧的脊髓功能恶化。

1) 诊断

胸椎间盘突出的诊断要结合症状、体征和影像学表现。症状表现为下肢麻木、下肢肌力下降、行走不稳等；体征表现为反射亢进、肌张力增高等；影像学表现为局部椎间盘突出压迫神经。

2) 治疗

胸椎间盘突出早期需要密切观察，如果出现下肢症状加重，应

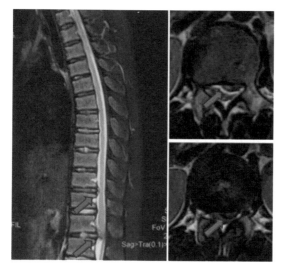

▲ 胸椎间盘突出的 MRI 表现

尽快手术，手术具有一定的风险。通常的手术方法有侧前方入路或后方入路。

128 腰椎间盘突出如何诊治？

1) 定义

腰椎间盘突出是腰椎间盘各部分，尤其是髓核，有了不同程度的退行性改变后，在外力因素的作用（退变、劳损、损伤等）下，纤维环破裂，髓核组织从破裂之处突出于后方或椎管内，导致相邻神经根遭受刺激或压迫。

腰椎间盘突出是脊柱外科最常见的疾病之一，也是引起下腰痛和腰腿痛的最常见原因,严重影响患者生活质量。

2) 诊断与分型

该病的临床表现可有腰痛、下肢放射痛、下肢感觉及运动功能障碍、马尾神经症状(会阴部麻木刺痛、排尿无力、排便失禁等)等。结合 X 线片、CT、MRI 等影像学检查容易确诊。

根据髓核突出位置不同,腰椎间盘突出的病理分型有:旁侧型、中央型、前方型和上下型。①旁侧型:髓核突出后位于椎管侧后方,压迫神经根,造成下肢放射痛。②中央型:髓核位于椎管正后方,压迫硬膜囊为主。③前方型:髓核突出于椎间盘前方,不会压迫神经根或者硬膜囊。④上下型:也就是我们前面所讲的当椎间盘疝入上下椎体时,形成了许莫结节。腰椎间盘突出通常以旁侧型突出为主,容易压迫神经根。

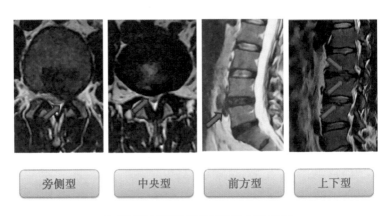

▲ 不同类型腰椎间盘突出的 MRI 表现

而根据髓核突出的程度,又可以分为膨出、突出、脱出和游离4 种类型。其中膨出、突出比较常见,脱出和游离相对少见。临床来讲的话,一般统一归于腰椎间盘突出的范畴,但是它们的影像学表现并不相同。突出是椎间盘突破椎体后方的纤维环;膨出是指髓核组织向后挤压后纵韧带和纤维环,但是并没有突破;脱出是指髓核组织突破后纵韧带和纤维环,或游离于椎管内。

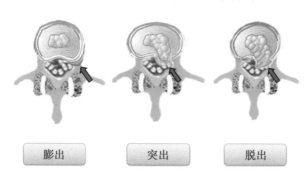

| 膨出 | 突出 | 脱出 |

▲ 不同程度椎间盘突出示意图

3) 鉴别诊断

如前所述,腰椎间盘突出根据症状、体征和影像学表现相结合,不难诊断。但是,有些常见疾病也会出现类似症状,需要进一步鉴别诊断。

(1)第三腰椎横突综合征。

第三腰椎横突综合征指腰 3 横突肥大增生引起肌肉疼痛,通常表现为腰部疼痛,特别是旋转扭腰时疼痛加重。发病特点:①疼痛主要集中在腰部局部,腰 3 横突尖端处压痛明显,活动后疼痛加重、休

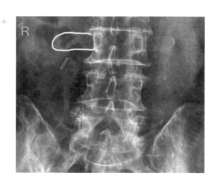

▲ 腰 3 横突肥大

息后减轻;②腰椎活动受限,疼痛发作时,不能完成腰椎的前屈、后伸以及旋转等。

（2）腰椎小关节紊乱症。

腰椎小关节是指上、下椎节相接触部位的关节突结构。腰椎关节突可以前后、左右、上下各个方向运动,如果出现无菌性炎症或者关节囊松弛,则引起小关节紊乱。通常表现为局部的疼痛、活动受限等,休息或手法复位后疼痛明显缓解,部分严重病例也可以进行局部封闭治疗。

（3）腰背筋膜炎。

腰背筋膜炎是由于受凉、劳累、久坐等原因引起的筋膜慢性炎症。腰背筋膜系统存在一定的反射弧,疼痛刺激传导至疼痛受体,到达腰部神经,再向上传导至大脑。主要表现为腰部广泛性的疼痛和活动受限,在腰部活动时疼痛更明显。一般通过热敷、理疗和服用消炎止痛药物治疗。慢性腰痛可能引起疼痛持续状态、焦虑,不容忽视。在日常生活中应该避免久坐、弯腰、搬重物等。

4) 不同类型腰椎间盘突出的治疗原则

不同类型的腰椎间盘突出由于严重程度及危害不同,治疗原则也不尽相同。

（1）膨出型。

椎间盘膨出,是指由于保护髓核的纤维环部分破裂,髓核向椎管内局限性隆起。膨出会对硬膜囊或神经根产生机械性压迫,可引起局部的无菌性炎症;髓核的位移还会导致脊柱的不稳定,刺激窦椎神经,从而引起下腰部疼痛,不过一般症状较轻。

这种类型经过保守治疗（止痛药、理疗、按摩、针灸等）,大多可缓解或者治愈。对于这类患者,纠正不良习惯十分重要,能够阻止疾病继续进展为更严重的类型。此外,没有症状的腰椎间盘膨出一般可以不用治疗,日常生活中多加注意保护腰椎即可。

（2）突出型。

突出型是指髓核已经突出内层或外层纤维环,是临床最常见的椎间盘突出类型,多发于腰4/5或腰5/骶1,约占95%。突出型可无症状,部分患者出现典型神经根性症状,如从下腰部向臀部、大腿后方、小腿外侧直到足部的放射痛,特别是在咳嗽、打喷嚏等腹压突然增高的情况下,疼痛会加剧。

可以采取保守治疗(理疗、按摩、针灸、药物等),但由于破裂的纤维环愈合能力较差,复发率较高。少部分通过正规保守治疗无法缓解的患者,需要选择手术治疗。此外,纠正不良习惯也十分重要。

（3）脱出型。

脱出型是指纤维环和后纵韧带完全破裂,髓核通过破裂的纤维环脱出到椎管内,压迫硬膜囊并刺激神经根,容易与周围组织粘连。这种类型多有明显症状和体征,不光会引起神经根症状,还容易压迫马尾神经,出现肛门区胀痛、排尿困难、大小便失禁,男性患者还可能会出现性功能障碍。

脱出型出现的概率较小,若出现说明情况严重、难以自愈,保守治疗效果相对较差,大多需要微创介入或手术治疗。一些症状较轻或保守治疗效果较好的患者,其髓核存在吸收的可能,但具体机制目前尚不清楚。

（4）游离型。

游离型与脱出型相近,指突出髓核与相应椎间盘不连接,可游离到椎管内病变间盘的上缘或下缘、椎间孔等。这种类型通常会造成持续性神经根症状或椎管狭窄症状，少数可出现马尾综合征，常需手术治疗。

129 腰椎间盘突出怎样进行保守治疗？

很多腰椎间盘突出患者一听到"保守治疗"，就觉得好像是没有治疗或者放弃治疗的"高情商"表达，一定是没什么效果。其实，这是一种对保守治疗的误解，保守治疗≠放弃治疗！

实际上，保守治疗是一个医学术语，指的是不采取手术及其他有创操作的所有治疗方式，并不等于没有治疗或者放弃治疗。尤其是对于腰椎间盘突出来说，绝大多数患者通过保守治疗是可以达到临床症状减轻或缓解的，现实中仅有 10%～20% 的患者保守治疗无效，才需要进行手术治疗。所以，对于椎间盘突出神经压迫较轻、症状不重、偶有腰痛或病程较短的患者，都应该首选保守治疗。

那么，腰椎间盘突出应按照以下方式进行保守治疗。

（1）纠正不良习惯。

有腰椎间盘突出的人往往都有一些容易导致腰椎劳损的不良习惯，一定要及时纠正，主要包括：纠正坐姿，避免久坐、久站和弯腰负重，久坐时要使用带靠背的座椅给腰椎一些支持，睡觉时尽量选择硬板床。

人体处于坐位时，腰椎椎间盘受力是最大的。如果加上长期的坐位颠簸、长期蹲位或伏案工作，极易造成纤维环的破裂，导致椎间盘突出，所以在日常生活中应避免这些动作。

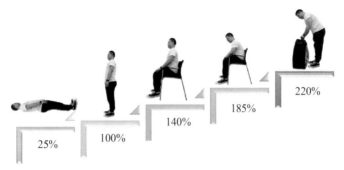

				220%
25%	100%	140%	185%	
仰卧位	直立位	站立搬重物	正常坐位	前倾坐位

▲ 不同体位腰椎受力示意图

（2）进行腰背肌锻炼。

在腰椎间盘突出症状不严重或缓解期可以进行腰背肌功能锻炼，从而加强腰背肌保护功能，缓解腰椎间盘突出的症状。可以参考第七章推荐的"五点支撑""三点支撑""小燕飞"和"字母操"等。

（3）卧床休息。

腰椎间盘突出的发生、发展与负重和体重有一定的关系，可以通过卧床休息消除体重对椎间盘的压力，在很大程度上解除肌肉收缩和腰椎周围韧带的张力对椎间盘所造成的挤压，使神经根的压力得以消除。

但是，疼痛较轻、病程较长的患者不应整日卧床休息，每天可短时间下床活动 2～3 次，活动时佩戴腰围保护。

（4）佩戴腰围。

腰部病情较轻者，可只在久坐、久站时佩戴，在休息或睡眠时解除。当腰部症状较重时，如果没有特殊不适，应长期佩戴腰围。

佩戴腰围期间，应在医生指导下，逐渐增加腰背肌锻炼，防止和减轻肌肉的萎缩。

（5）牵引/推拿治疗。

腰椎牵引是治疗腰椎间盘突出的传统手段,最简单的牵引治疗就是拔单杠,把腰吊起来,每天坚持牵引 15 分钟。推拿可以放松局部的肌肉紧张,缓解腰痛等症状,对腰椎间盘突出的治疗是有一些作用的,但推拿并不能将突出的椎间盘组织回纳。

单纯牵引或推拿治疗对缓解腰背痛的效果有限,需要联合其他物理治疗和药物治疗。

（6）物理治疗。

包括超激光、微波、纳米波、特定电磁波、超声波等,适合症状较轻、初次发病或不适合手术的患者。物理治疗可缓解疼痛、促进循环、松解粘连、消除神经根水肿、促进神经恢复等,但单独使用效果有限。

（7）药物治疗。

根据患者病情的轻重缓急及对治疗的反应,可选用口服非甾体抗炎药、肌肉松弛药,或静脉注射甘露醇、地塞米松等药物,还可以选择硬膜外注射皮质类固醇。

温馨提示 腰椎间盘突出的治疗一定要选择专业的治疗机构,不要病急乱投医。治疗效果不佳时要及时调整治疗方案,必要时及时考虑手术,不要盲目坚持保守治疗。

130 腰椎间盘突出手术治疗后的并发症可能有哪些?

保守治疗效果不佳、病情严重的可以选择手术治疗。手术治疗的方式分为微创髓核摘除手术和融合内固定手术,根据病情和患者的身体条件不同,进行选择。

腰椎间盘突出手术最常见的并发症包括近期并发症和远期并发症。

(1)近期并发症。

主要包括神经损伤和感染等。由于腰椎手术需要去除神经周围的压迫,而致压物与神经可能粘连比较严重,因而在操作过程中可能会误伤神经,术后产生麻木、疼痛、下肢无力的症状。腰椎手术术中、术后都可能会有出血,血液是细菌的培养基,为了预防感染术后要给予抗生素,并进行无菌换药。

腰椎手术之后应注意:保持伤口干燥,及时换药,预防感染;佩戴腰围,限制腰椎活动;康复后期需锻炼腰背肌,加强腰部肌肉功能的恢复。

(2)远期并发症。

可能会有腰部僵硬、疼痛和内固定失败等。腰部症状通常是由于手术过程中肌肉剥离、术后瘢痕形成造成的,大部分症状不严重,不影响正常生活;内固定物失败、出现断钉断棒的概率非常低,可能是由于感染或骨融合失败造成的。

131 同样是腰椎间盘,为啥受伤的总是腰 4/5 节段?

人体的腰椎共有 5 个椎体,相应地,共有 5 个椎间盘。第一节腰椎到第二节腰椎之间的椎间盘叫作腰 1/2 节段,以此类推,最后一个椎间盘是腰 5/骶 1 节段。在临床上,我们会发现一个奇怪的现象,腰椎间盘突出最常发生于腰 4/5 节段(腰 5/骶 1 节段也易发)。

这并不是一个巧合。主要原因是腰椎下半段承受的重量大,椎间盘磨损重,并且这两个节段处于腰椎前凸和腰骶椎的移行处。具体包括以下几点。

(1)局部受力最大。

我们的脊柱需要承担整个身体纵向的压力,可想而知,越往低处,受到的压力就越大。腰 4/5 和腰 5/骶 1 节段恰好位于整个脊柱的最底端,因此,这两个椎间盘是人体所有椎间盘中承受压力最大的。在这样强大的纵向压力下,椎间盘当然更容易发生退行性改变,也更容易出现变形。

(2)活动量最大。

脊柱的运动由椎间盘、椎间关节和肌肉共同完成,而整个脊柱中,前屈运动时活动幅度最大的就是腰 4/5 节段。也就是说,人体腰部活动中,腰 4/5 节段的参与是最多的,因此也就更容易"劳损",发生退行性改变。

(3)生理结构独特。

首先,腰 4/5 节段的神经根更粗,更容易受到压迫。脊神经根经椎间孔穿出,与椎间孔的关系十分密切。上腰部椎间孔最大,往下渐小,而神经根却是从上往下渐粗。腰 4/5 椎间孔的出口神经根是腰 4 神经根,其神经根粗而通道相对狭窄,椎间孔较长。同时,腰 5 神经根经过椎间盘水平的侧隐窝下行,因此,当腰 4/5 节段发生退变时,腰 4 和腰 5 神经根很容易受到压迫而出现症状。

其次,腰 4/5 节段的后纵韧带相对较窄,对椎间盘的保护作用较弱。脊柱的各椎体由椎间盘及前、后纵韧带相连接,前、后纵韧带起到了保护椎间盘的作用。保护腰椎间盘的后纵韧带也是从上腰部开始往下逐渐变窄,在腰 4/5 节段的力量相对薄弱。

总而言之,在临床上,腰 4/5 节段突出更为常见,如果出现了腰部反复疼痛,伴有或者不伴有腿痛,或者是臀部沿大腿后方向小腿及足背部的放射性疼痛,甚至是下肢的麻木、肌力下降,大小便功能障碍、鞍区感觉异常,一定要警惕腰 4/5 椎间盘突出。

还需要注意的是,虽然腰 4/5 节段更容易发生突出,但并不代表高位的椎间盘不会发生突出。高位的椎间盘突出比较少见,而且其症状表现有时不明显,容易误诊和漏诊,所以也需要引起关注。

132 　腰椎管狭窄如何诊治?

1) 定义

腰椎管狭窄症是指由于黄韧带肥厚、椎间盘突出或发育性狭窄等,导致椎管的横截面积或者神经根管狭窄,引起下肢麻木、疼痛、间歇性跛行等症状,可分为先天发育性椎管狭窄和退变性腰椎管狭窄。相较于单纯的腰椎间盘突出,腰椎管狭窄多表现为多节段的神经受压,因此病情相对严重。具体如第四章所述。

2) 症状

间歇性跛行是腰椎管狭窄的常见表现,通常为行走较短距离(比如 100 米)之后出现下肢麻木、疼痛、酸胀、无力等,坐下休息几

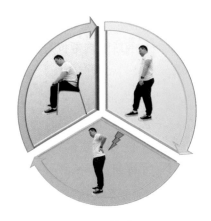

▲ 间歇性跛行

分钟之后症状消失,再次行走时症状再次出现,反复循环。

产生间歇性跛行的原因是行走后腰椎管狭窄引起神经周围静脉回流受阻、组织缺氧、神经根水肿等,进而产生下肢症状;当休息之后静脉回流改善,所以症状就会消失。需与血栓闭塞性脉管炎相鉴别。发生血栓闭塞性脉管炎时,由于下肢血管回流受阻而引起间歇性跛行,通常伴有下肢血流障碍的表现,比如下肢发凉、发暗甚至肌肉坏死等。

3) 诊断

侧隐窝狭窄是腰椎管狭窄的典型病理改变。

侧隐窝位于腰椎管的两侧,由椎体和关节突向内增生形成的,是神经根走行的管道。如下图所示,侧隐窝狭窄是由关节突向内增生形成的。

4) 治疗

轻度的腰椎管狭窄往往没有症状,一般不会被发现,不需要治疗。如果是体检中发现的腰椎管狭窄,且没有明显的症状,也不需要特殊治疗,只需要坚持随访。但如果出现了反复的腰背部疼痛、间歇性跛行,就需要警惕起来,及时前往医院检查、确诊并采取恰当的治疗。

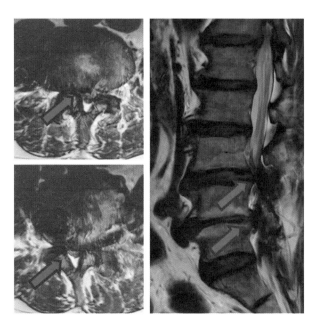

▲ 腰椎管狭窄的 MRI 表现

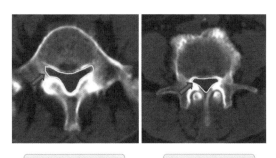

腰5/骶1侧隐窝狭窄　　腰4/5侧隐窝狭窄

▲ 侧隐窝狭窄的 MRI 表现

（1）非手术治疗。

通常以非手术治疗为主，主要有一般治疗和药物治疗两种方式。

一般治疗：通常包括休息、推拿、按摩、针灸、热敷、姿势锻炼及适当的有氧运动等，坚持以上措施往往就能很好地缓解症状。还可以选择制动并佩戴腰围等支具，限制腰部活动、维持腰椎姿势。牵引也能够降低腰椎间盘的压力，改善腰椎管狭窄的症状，建议配合肌肉的理疗和局部的推拿松解。

药物治疗：如果疼痛症状比较严重，就可以使用一些非甾体抗炎药、肌肉松弛、麻醉类镇痛药、活血化瘀的中成药及抗抑郁药等药物，可以有效缓解疼痛。

（2）手术治疗。

腰椎管狭窄可引起严重的神经压迫，导致下肢疼痛、麻木、间歇性跛行等症状。随着年龄增长，患者的症状可能会逐步加重。如果症状反反复复，保守治疗没有效果的话，则建议手术治疗。当患者出现腰痛、下肢疼痛、神经源性间歇性跛行等症状，且出现以下情况时，需要手术治疗加以干预：①系统性保守治疗3个月以上无效或治疗后复发；②坐骨神经痛、间歇性跛行等神经症状严重，且有加重的趋势，影响生活和工作；③CT或MRI等影像学检查发现椎间盘纤维环完全破裂，髓核突出至椎管；④马尾综合征患者，出现会阴部麻木、大小便功能障碍等症状。

需要注意的是，决定是否需要手术干预，应根据患者的临床症状结合影像学表现来综合考虑。也就是说，无论影像学检查显示患者的腰椎管或神经根管狭窄有多么严重，只要患者无临床症状或者症状轻微，都不建议手术；如果患者的临床症状缺乏有力的影像学证据支持，无论其症状多严重，同样不考虑手术干预。

腰椎管狭窄手术治疗的主要目的是解除神经组织所受压迫，具体手术方式需要根据患者腰椎管狭窄的原因和程度进行选择。

①腰后路椎板切除减压伴或不伴椎间植骨融合术：是治疗腰椎管狭窄症的标准、传统术式，如果合并严重的腰椎滑脱、骨质增生或椎间盘突出，建议融合内固定手术治疗，即"打钉子"内固定。此术式包括椎管扩大、椎弓根螺钉内固定、植骨融合等步骤，通常需要全身麻醉，伤口大、出血量大。如果病程时间较长、病情比较复杂的话，手术是有一定难度的。②微创技术：随着微创技术的不断发展，临床上开始出现单侧双通道内镜（英文缩写为 UBE）或椎间孔镜手术。微创手术具有切口小、伤害小、恢复快的优点。但需要注意的是，对于部分病例，微创手术有时并不能达到满意的手术效果，因此不能一味地追求"微创"，还是要严格把控适应证。

总而言之，腰椎管狭窄的治疗方法有很多，总体上还是采取阶梯治疗的策略。术后需要进行高抬腿等锻炼以促进恢复，还要避免重体力活动。

5）并发症

与腰椎间盘突出手术类似，腰椎管狭窄手术最常见的并发症分为近期并发症（如术后感染、血肿和神经损伤等）和远期并发症（腰部僵硬、疼痛和内固定失败等）。熟练的手术技术、严格的无菌要求和仔细的术中操作，可尽量避免并发症的发生。

133 腰椎管狭窄可以进行微创治疗吗？

腰椎管狭窄是较早被人们认识的疾病之一，也是各种微创方法、工具最先被应用的疾病之一。腰椎管狭窄微创治疗的核心应是"在彻底减压基础上减少副损伤"。所谓"减少副损伤"就是不过多地破坏肌肉、骨头及韧带组织。无论是传统的手术方式还是当下广泛开展的全内镜手术,都需要术者反复评估影像学表现与术中所见,两相呼应,方可确定手术的"界"与"度"。

(1)单纯减压术。

传统的单纯减压术可以对中央椎管进行骨性减压,对两侧侧隐窝(或神经根管)则只能进行去除黄韧带的潜行减压。但是,对于侧隐窝骨性狭窄的患者,常常出现术后疗效不佳的现象,这是因为包括侧隐窝在内的神经根管狭窄是许多椎管狭窄患者的病因所在,所以,侧隐窝减压是彻底减压的基础。

椎间融合术出现之前,此术式就已经被广泛应用。但是,随着对疾病的认识更为深入,对临床疗效不佳的病例进行了反思,其适应证被重新定义,并在此基础上提出了"有限减压""连续开窗减压""间接减压"等概念与技术。近年来,UBE、椎间孔镜、椎间盘镜、通道系统等内镜及配套工具的应用,使得手术减压的创伤更小。一项由克利夫兰医学中心开展的大样本系列研究表明,相对于传统的开窗减压手术,微创手术可以减少麻醉药的使用并可缩短住院时间,且临床疗效相当。一项单纯对比性的回顾性分析发现,微创手术和传统的开窗减压手术预后相似,但前者可以缩短手术时间,减少出血量,并有利于早期活动。

(2)融合与固定。

内固定的使用可以让术者进行广泛减压而无引起腰椎不稳的后顾之忧,但是,内固定所带来的并发症如神经损伤、腰部僵硬、邻近节段退变等问题仍是目前无解的难题,所以,建议在治疗腰椎退行性狭窄过程中,不常规使用器械进行融合。目前,文献报道也缺乏器械使用能显著提高疗效的证据。

总之，腰椎管狭窄的微创治疗并不以是否"融合"作为分界线，微创也可以做椎间融合，如微创经椎间孔入路腰椎椎间融合术（英文缩写为 MIS - TLIF）、椎间孔/椎间盘镜或 UBE 辅助融合术等，开放也可以做小切口的连续微创减压。手术方案如何选择取决于患者的病情以及影像学显示的致压物，更有赖于医生的经验与技术基础。

134 腰椎滑脱如何诊治？

1）定义

腰椎滑脱是临床上常见的骨科疾病，是指腰椎的某个椎体相对于下方椎体向前或向后滑动，造成椎管狭窄和神经根管狭窄而产生腰痛、下肢放射性疼痛、麻木等症状。成人腰椎滑脱的发病率约为 5%，是导致慢性腰痛的常见原因。腰椎滑脱的定义具体如第四章所述。

先天性发育缺陷和慢性劳损或应力性损伤是两个可能的原因，一般认为以后者为主。

2）症状

临床上绝大多数腰椎滑脱发生于腰 4～腰 5 或腰 5～骶 1。腰椎滑脱可以长期没有任何明显症状，根据病变部位不同或神经压迫程度不同，也可能产生腰痛、下肢痛、下肢麻木甚至大小便功能障碍等不同症状。具体如第四章所述。

不管有无症状,只要检查发现有腰椎滑脱,就要及时前往骨科就诊。如果出现腰痛、间歇性跛行、下肢放射性疼痛等症状,更应及时就医治疗。

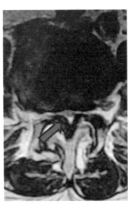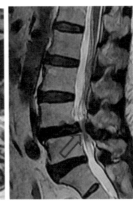

▲ 腰椎滑脱引起椎管狭窄的 MRI 表现

3) 分型

腰椎滑脱有真性滑脱和假性滑脱。真性滑脱特指由于峡部崩

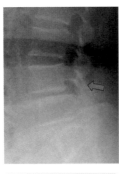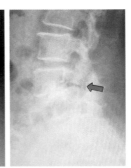

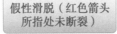

▲ 假性滑脱与真性滑脱的 X 线片表现

裂引起的滑脱,程度一般较重;假性滑脱是由于退变原因(韧带松弛、椎间盘失水等)导致的,滑脱程度较轻,常伴有椎间盘突出、椎管狭窄或者椎弓根拉长等。

4）分度

临床上对于腰椎滑脱的诊断主要依靠 X 线正/侧位片、CT、MRI 等影像结果。在 X 线侧位片上,我们可以很清楚地看到两节腰椎之间发生的移位,根据它们移位的程度,腰椎滑脱可分为四度:

Ⅰ度:位移<25%。

Ⅱ度:位移在 25%～50%。

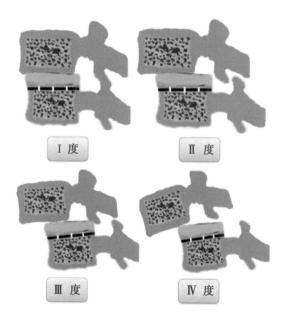

▲ 不同程度腰椎滑脱的示意图

Ⅲ度:位移在 $50\%\sim75\%$。

Ⅳ度:位移 $>75\%$。

5) 治疗

（1）保守治疗。

保守治疗的适应证如下:①单纯峡部裂患者,无明显滑脱;②青少年腰 4 椎体轻度滑脱,无腰 5 骶化;③轻度腰椎滑脱患者,无神经症状;④患者年龄大、体质差,无法耐受手术。

方法包括:①卧床休息,下地时佩戴腰围,禁止增加腰部负重的活动,如提重物、弯腰等;②理疗,如红外、热疗等;③口服非甾体抗炎药,如布洛芬等,但要防止药物对胃的不良反应;④应用非阿片类中枢性镇痛药等药物治疗。

随访与保养:定期复查腰椎 X 线片,了解滑脱情况。腰椎滑脱症状不明显时,避免久坐和搬重物,加强腰背肌锻炼即可;症状比较明显时,可以热敷、理疗和服用对症药物。

（2）手术治疗。

如果症状较重,出现下肢疼痛、麻木,保守治疗无效时,建议手术治疗。需要注意的是,如果腰椎滑脱错位程度严重或进展明显,即使症状尚不严重,手术也是更好的选择。

手术指征具体包括:①腰痛症状重,保守治疗没有缓解;②滑脱严重,出现腰椎不稳,有继续滑移趋势;③滑脱导致神经根受压出现相关症状;④马尾神经压迫患者出现大小便障碍等;⑤滑脱在Ⅱ度及以上,表现出严重腰腿痛症状的患者。一般来说,峡部裂性腰椎滑脱症伴严重神经症状或保守治疗 3～6 个月无效,退变性腰椎滑脱症伴严重神经症状或保守治疗 12 个月无效,应考虑手术。

目前可采用的手术方法有很多,主要目的都是扩大椎管的容积,缓解神经的压迫,从而改善症状。腰椎滑脱发生时,椎体序列异常,解剖结构变异,相较于正常的解剖结构显露更为困难,所以手术难度较普通的椎间盘突出更大。对于腰椎滑脱严重的患者,手术应尽量恢复腰椎序列以取得更佳疗效,所以需"打钉子",即用螺钉固定。对于骨质疏松严重或者滑脱程度比较重的患者,不强求完全、百分之百复位。

手术方式主要有脊柱后路融合术、椎管扩大减压成形术、滑脱复位椎间融合内固定术。医生会根据术前患者的临床表现和影像学检查进行全面评估,选择其中一种或多种联合应用。手术方法也分为开放手术和微创手术,微创手术目前以 MIS‑TLIF 为代表。这些手术具有共同的特点,即都由 3 个步骤组成:①神经减压,将压迫神经的一些骨赘进行切除,去除神经的压迫状态;②复位,利用内固定器将互相移位的腰椎进行复位;③融合,将滑脱的腰椎与周围的腰椎进行融合固定,增加该处的稳定性,防止滑脱的复发。

一般而言,患者手术后一周左右可以下地,3 个月内必须限制活动,3 个月后渐进式增加活动量,6 个月后可恢复自由活动。超过 90% 的患者,下肢疼痛在术后能获得缓解,行走能力也得到显著改善。术后再配合一些康复治疗,如腰背肌功能锻炼、直腿抬高锻炼等,大部分患者最终可取得较好的预后,恢复正常的生活。

135 退行性脊柱炎如何诊治?

1) 定义

退行性脊柱炎又称为肥大性脊柱炎、增生性脊柱炎、老年性脊柱炎、脊椎骨关节炎等,是指椎间盘发生退行性改变、椎体边缘出现骨质增生,以及小关节发生肥大性改变,从而形成的骨关节病变。退行性脊柱炎好发于 60 岁以上的老年人,男性多于女性,部分中年人也可能患上这种疾病。

2) 病因

作为一种退行性改变,退行性脊柱炎的发生主要与脊柱负重和活动范围较大有关,因此常发生于重体力劳动者。另外,退行性脊柱炎也受一定的遗传因素影响,家族中有脊柱炎患者,患病的风险就会增加。

3) 退行性脊柱炎患者腰痛的特点

(1) 晨起腰痛,活动后反而减轻。

大多数退行性脊柱炎患者的腰部疼痛在早上起床后出现,一般都还是可以忍受的程度,且经常伴有腰部活动受限,自觉腰部僵硬。稍微活动后,腰痛反而会减轻,继续活动一会儿,不仅疼痛可以缓解或消失,腰部活动范围也逐渐恢复。这种情况也被叫作"晨僵"。

（2）多活动或多负重后腰痛，休息后减轻。

也有一部分患者的腰部疼痛在过多活动或负重后出现，并随着活动和负重而逐渐加重，也伴有活动受限。卧床休息后腰痛和活动受限的症状可以明显改善。此时，对于侧卧或者平卧没有特殊要求，只要卧床时腰椎承重力减轻，腰痛症状便会缓解。这部分患者的腰痛大多出现在傍晚，即活动了一天之后，病情严重者也可出现在活动 1～2 小时后。

（3）腰部僵硬及酸胀感。

还有些患者腰痛症状不明显，会更多出现腰椎关节活动受限、不灵活，以及腰部发酸、发僵、发胀等症状。

另外，退行性脊柱炎引起的腰痛大多无明确的压痛点，即按压时没有明显的疼痛感。如果患者出现了腰部活动受限，那么就会发现腰部活动范围在各个方向都会受限，而并不特定于某一方向。

4) 治疗

绝大多数退行性脊柱炎患者，都能够通过保守治疗得到比较好的治疗效果，因此以非手术治疗为主，除非压迫到了椎管内的神经组织。临床上常用的非手术治疗措施主要包括：

（1）睡木板床：过软的床会让脊柱失去支撑，因此，患者最好选择木板床。可以在木板上加用棉垫，但不可以选用钢丝、棕绷或尼龙丝床，否则可以造成腰部被迫性屈曲体位而加重病情。

（2）腰背肌锻炼：可以增强肌肉对脊柱的保护能力，对腰部功能的恢复至关重要。不过需要注意的是，患者开始时需要在专人辅导下进行，否则不仅起不到应有的作用，反而可能容易受伤。

（3）佩戴腰围：可以保护腰椎，降低脊柱受损风险。平时建议选择有弹性的软腰围,发作期要改用较硬的皮腰围,或是轻质的腰背支具。

（4）药物:可酌情选用消炎止痛药物,以缓解患者症状。

（5）按摩:可以改善局部血液循环,有利于腰椎的恢复。但按摩需要注意手法和力道,过于粗暴的手法不仅不利于恢复,还可能加重病情。

136 硬膜外脂肪增多如何诊治?

1）定义

硬膜外脂肪增多是一种比较罕见的,以椎管内硬膜外脂肪病理性增生为特征的疾病。正常情况下,存在于椎管内硬膜外间隙的脂肪组织较少,它是椎管的重要组成成分,给硬膜囊运动提供了足够的缓冲。但当椎管内的脂肪过度沉积时,它就会限制骨性椎管内硬膜囊的大小,压迫脊髓和神经根,导致硬膜外脂肪增多。

2）病因

硬膜外脂肪增多的常见病因有:外源性激素使用不当;激素异常疾病,如库欣病、甲状腺功能减退等;肥胖症;特发性因素。

3）症状

部分硬膜外脂肪增多患者并无症状,当脂肪组织体积较大时,可压迫脊髓、神经根、马尾而引起相应的症状。

当增多的脂肪分布于胸椎管时，进行性背痛是患者最常见的症状；当增多的脂肪分布于腰椎管时，患者还会缓慢出现髋部和下肢进行性无力，以及麻木和感觉异常，有时还会出现神经根症状。

4）诊断

由于硬膜外脂肪增多的症状不具有特异性，与临床上更常见的退行性腰椎间盘疾病很难区分，一般需要通过 MRI 检查进行诊断。MRI 检查也被认为是硬膜外脂肪增多诊断和分级的最佳方法。

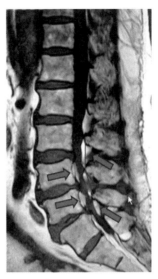

▲ 硬膜外脂肪增多的 MRI 表现

在排除了相应节段椎间盘突出、椎体滑脱、硬膜外血肿、硬膜外肿瘤等病变，且无相应节段手术、放疗史的基础上，可以按下列标准诊断硬膜外脂肪增多：①病史、体格检查与节段相符；②轴位 MRI 提示病变节段硬膜外脂肪厚度＞7 毫米；③轴位上硬膜外脂肪厚度占管径＞50%；④椎管内硬膜外脂肪明显超过矢状位正中层面相邻两椎板缘间连线（胸腰段）；⑤体重指数＞27.5 kg/m^2；⑥长期激素使用史，或有相关内分泌代谢疾病等。

5）治疗

（1）保守治疗。

对于无临床症状或症状较轻的硬膜外脂肪增多患者，一般选择保守治疗。保守治疗要求根据患者自身特点采用不同方法,包括控制体重、降低外源或内源过多的类固醇激素等;对于原发疾病导致内源性类固醇激素分泌过多的患者,应积极治疗原发疾病。如果患者出现严重的疼痛,还可选择止痛药物对症治疗。

(2)手术治疗。

对于临床症状严重,出现进展性神经功能损害,且保守治疗无效,或者出现急性瘫痪或尿潴留的患者,可以选择手术治疗。手术治疗的方法包括开放手术和微创手术。开放手术可以根据患者实际情况选择椎板减压术与脂肪切除术,或椎板减压术、脂肪切除术和植骨融合内固定术。微创手术则可以选择单边双通道内镜技术、经皮椎间孔镜减压术等。

137 骶尾部疼痛如何诊治?

骶尾部疼痛多是由于皮下组织摩擦、粘连或炎症引起的,具体包括外伤、疾病、坐姿不良、体重等因素。

(1)外伤:最常见的是意外跌倒,臀部着地会对骶尾骨造成损害,导致疼痛;车祸、外力撞击也可能导致骶尾骨损伤。

(2)疾病因素:包括骶尾骨骨折、骶尾部肌肉或韧带损伤、骶尾部原发肿瘤等运动系统疾病。

(3)坐姿不良与慢性劳损:长期重复某一姿势(如骑自行车或划船等)或后倾坐位会对骶尾部造成较大的压力,损伤骶尾骨周围肌肉和韧带,出现骶尾部疼痛。

(4)体重:体重过重在坐位时会对骶尾部造成较大的压力;体

重过轻则臀部肌肉较小,不正确的姿势会加重骶尾部疼痛。

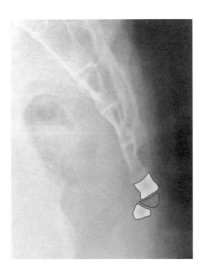

▲ 骶尾骨的 X 线片

（5）发育因素:骶尾椎是人类进化的遗迹,尾骨发育时可能出现拐角较大的情况,特别是部分腰骶角较大(即屁股比较翘)的人更易发生骶尾痛。

（6）其他因素:如分娩时会对骶尾部的肌肉、韧带等周围软组织造成牵拉,尤其是胎儿巨大者,会对肌肉组织造成撕裂;哺乳坐姿不佳时,更易导致骶尾部疼痛;外痔可能导致肛门周围及骶尾部的疼痛;直肠病变也可能导致骶尾部的疼痛。

大多数骶尾痛患者选择保守治疗,严重时可以通过微创治疗进行松解,也可以通过手术治疗。

138 腰骶椎隐裂如何诊治？

　　腰骶椎隐裂在人群中的发病率很高。可以通过拍摄腰骶椎 X
线片诊断。大部分人没有任何症状，因此不需要做特殊处理。

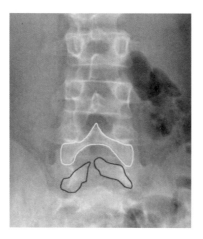

▲ 腰骶椎隐裂的 X 线片

第十三章　脊柱脊髓损伤

139 寰枢椎骨折/脱位如何诊治?

1) 定义

寰枢椎是颈椎第一、二节,其上与枕骨相连,其解剖结构比较复杂。根据受伤原因不同,其骨折部位与类型也不同。通常有寰椎骨折(如 Jefferson 骨折)、枢椎骨折(如 Hangman 骨折)和其他类型,发生骨折时往往伴有脱位发生。

2) 寰枢关节半脱位

门诊经常遇到家长带着小孩因颈痛或斜颈就诊,拍摄开口位X线片后,显示"齿状突与两侧块间距不等"。这是寰枢关节半脱位的一种表现,具体指寰椎与枢椎之间的解剖位置移动超过生理限制范围处于病变状态。需要注意的是,由于拍摄角度、片子质量等原因,间距不等不能简单认为是寰枢关节半脱位,应进一步行颈椎 CT 检查,也可以密切观察,颈托制动保护。许多人即使 CT 检查示齿状突不居中,也可能没有任何症状。因此,不能一味地强调寰枢关节半脱位的诊断结果及其危害。

3）齿状突骨折

齿状突是枢椎的一部分,与寰椎组成寰枢关节。齿状突骨折并不一定需要手术治疗,具体治疗方式需根据病情的严重程度来决定。如果齿状突骨折比较轻微,没有出现明显的移位,对位、对线良好,一般不需要通过手术治疗,可以通过保守治疗的方式进行改善。保守治疗包括使用颈托或头颈胸支具固定,以促进骨折的愈合,同时还可以遵医嘱服用接骨类的药物进行治疗,如接骨七厘片、仙灵骨葆胶囊等。当出现齿状突腰部骨折时,保守治疗往往效果不好,易出现齿状突不愈合、骨不连;如果齿状突骨折比较严重,出现明显的移位或颈椎活动受到明显限制,或者出现明显的神经症状时,均应该考虑进行手术治疗。

4）寰枢椎复合骨折

下面介绍一例笔者接手并治愈的寰枢椎复合骨折患者。手术中用到的方案为高位脊髓损伤的治疗开拓了新的局面。

（1）患者病史。

张××,女,47 岁,因"车祸伤致枕颈部疼痛、活动受限 1 天"收入院。幸运的是,患者四肢感觉、运动可,全身检查后无明显脏器损伤。但是,颈部 CT 检查后,发现"寰枢后弓骨折、枢椎齿状突骨折、左侧椎动脉高跨内聚畸形"。

仔细看过影像学资料后,笔者倒吸一口气:畸形的椎动脉侵入骨质中,正好拦在需要手术置钉的位置。如果术中操作不当,可能发生椎动脉损伤,影响大脑供血,甚至大出血死亡;而如果不手术,只能头上打着牵引躺在床上或者用头颈胸支具固定几个月,还可能出现齿状突不愈合,仍需要手术的情况。一边是手术的高风险,一边是患者的殷切期望,再次仔细分析患者的影像学资料后,笔者决定"走一走华山一条道"。

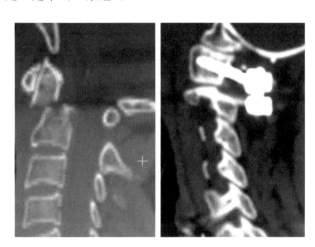

▲ 齿状突骨折寰枢椎脱位术前(左)、术后(右)CT表现

（2）手术方案。

术前,笔者对手术进行了认真准备,用到的一项秘密武器是"3D"打印模型。随着技术的进步,根据患者病变部位的CT,即可进行工程化打印,在几个小时内就可完成一份和实际一样大小的模型,清晰地表征可能的畸形,还可在模型上进行模拟手术,从而提高手术的安全性。

术中,笔者在仔细分离、小心操作的同时,顺利地置入了螺钉。术后影像学显示,螺钉完全在骨质内,贴着椎动脉的上方经过。

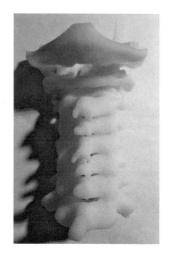

▲ 应用 3D 技术打印的模型

140 急刹车可能导致颈椎挥鞭伤？如何防治？

1）定义

现在，汽车已经成为我们日常生活中不可或缺的交通工具。相信大家或多或少都曾经历过急刹车吧？而且很多人都会觉得急刹车后颈部不舒服。急刹车甚至可能导致颈椎受损，这种损伤就叫作"颈椎过伸伤"或"颈椎挥鞭伤"。

颈椎挥鞭伤，顾名思义，就是颈椎像鞭子一样挥出去所带来的损伤，一般发生在由后方或侧方撞击所致的颈部加速或减速之后，所以也叫加速度-减速度伤害，多见于交通事故、汽车急刹车。而颈椎过伸伤是指由于颈椎发生过伸性损害产生的脊髓、神经一过性损伤,通常伴有前纵韧带的损伤、出血,不发生明显的颈椎骨折脱位,常表现为双上肢的刺痛、麻木或者精细动作障碍。

2）病因和症状

颈椎挥鞭伤的主要机制是在高速活动、头颈向前运动时,头额部遭受正前方物体的阻挡,运动被突然阻止,颈部过度后伸,由于惯性头颈部又向前屈,造成颈椎一过性脱位或半脱位,导致骨或软组织损伤,严重时造成脊髓中央管周围损伤。

颈椎挥鞭伤的主要症状是颈部疼痛,有时还有头痛和上肢放射性疼痛或麻木,个别患者还会出现吞咽困难、认知及心理异常、头晕、视力障碍、脑神经损伤、自主神经系统损害、颞下颌关节功能障碍等。严重时还会出现脊髓损伤,表现为脊髓中央管周围损伤,上肢症状重于下肢,或者四肢瘫痪。

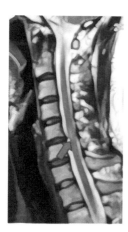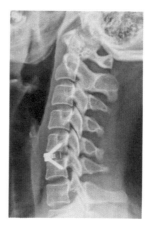

▲ 颈椎挥鞭伤所致脊髓损伤术前(左)及术后影像学表现(右)

3) 诊治

如果颈椎外伤患者的颈椎稳定性较好,神经症状不是很严重,可以进行保守治疗。大部分颈椎挥鞭伤的症状在 2～3 周内会自行好转,所以症状轻微时可以通过休息、热敷、理疗、佩戴颈托和非甾体抗炎药等来缓解。

但如果症状非常严重,影响到正常生活,或休息数周后症状仍未改善,一定要及时前往医院接受治疗。医生可能会通过保守治疗方法帮助患者改善症状,部分患者则需要行手术治疗。

4) 预防

虽然大多数情况下颈椎挥鞭伤并不严重,但毕竟还是会给我们带来不适,还是要尽量避免。要注意保持良好的生活、工作方式,延缓颈部退变;避免长期伏案工作,劳逸结合;加强颈部肌肉锻炼,注意颈部保暖。同时,外出驾车或乘车时必须佩戴安全带,注意使用颈部靠枕,尽量不打瞌睡,不能超速行驶。

了解了颈椎挥鞭伤,下次开车的时候记得当心点,尽量避免急刹车哦!

141 颈椎骨折脱位如何诊治?

1) 定义

颈椎骨折脱位指受到外伤之后颈椎序列发生移位,脊髓和神经受到损伤，导致双上肢疼痛、无力或四肢瘫痪等。

2）症状

少数颈椎骨折脱位患者仅出现颈部疼痛，双上肢麻木、疼痛，或一过性的瘫痪，但肢体功能会较快恢复。

但是，大多数颈椎骨折脱位患者的症状较重，会导致严重的功能障碍。颈椎神经不仅支配四肢运动，也支配膈肌和肺脏的呼吸功能，因此颈椎骨折脱位的患者，特别是颈 5 以上神经损伤时容易引起呼吸困难，可能需要呼吸机支持。由于呼吸困难、咳痰无力、肺部炎症，外伤致脊髓损伤的患者会出现发热，而且，脊髓损伤会引起自主神经功能紊乱，也会导致体温调节功能失效。

3）诊治

少部分因颈椎骨折脱位瘫痪的患者在伤后数小时至数十小时神经功能会自行恢复，但是，颈椎脱位、不稳仍存在。大部分患者会长期残留一定的神经功能障碍。药物和手术治疗可有助于功能的恢复，但很难完全消除功能障碍，所以，手术治疗是患者的首要选择。

根据颈椎外伤患者病情的差异，手术时机选择不同。对于单纯的颈椎骨折脱位，在伤后 48 小时之内手术比较合适；如果合并其他脏器损伤、病情不明确时，可以先处理重要的病情，等待合适的颈椎手术时机。

颈椎手术一般有两种方式：颈椎前路手术和颈椎后路手术。选择主要依据神经压迫的来源和具体病情。前路手术可以去除前

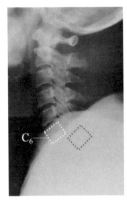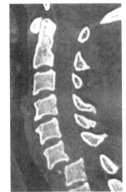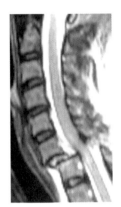

▲ 颈椎骨折脱位的影像学表现(左:X线片,中:CT,右:MRI)

方致压物、对神经进行减压、恢复颈椎序列,创伤比较小;后路手术可以对更多的节段进行减压、固定,可以对脊髓进行充分的减压。

142 胸腰椎骨折如何诊治?

1) 定义

胸腰椎骨折是指外伤引起的胸腰段椎体及附件的骨折,一般包括从胸11~腰2的椎体。此处是胸椎和腰椎移形的部位,受力比较集中,所以容易发生骨折。

2) 症状

胸腰椎骨折发生的部位正好位于脊髓和圆锥附近,此处神经主要支配下肢的运动、感觉和大小便功能,所以此处受损时,容易引起大小便障碍。

胸腰椎骨折发生时会出现脊髓损伤，引起植物神经功能紊乱、肺部炎症反应或大小便功能障碍等，都可能导致发热。

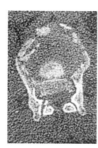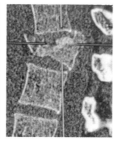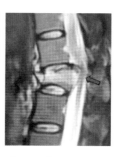

▲ 胸腰椎骨折脱位的影像学表现（左、中：CT，右：MRI）

3）治疗

（1）急救。

对于脊柱骨折患者，急救时不能随意翻身或搬动，应遵循"轴线翻身"原则，避免造成二次损伤，加重神经症状，甚至瘫痪。如图所示，在翻身过程中，施救者应分别从两侧或背侧，将上半身（A）和下半身（B）作为一体进行翻动，如果颈椎受伤时，头端应有人专门协调指挥翻动，最好先以颈托固定后再翻身。

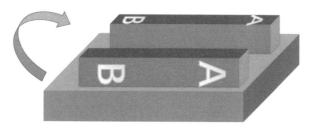

▲ 脊柱骨折轴线翻身示意图（A、B 分别代表上、下半身）

（2）保守治疗。

轻度的胸腰椎骨折患者需要卧床、体位复位、手法复位，或者口服活血、生骨的药物，部分需要卧床 6 周以上。

脊髓损伤的时候，一般会用到糖皮质激素、脱水药和营养神经药物。甲泼尼龙是最常用的一种激素，有保护神经功能、降低过氧化反应的作用。

（3）手术治疗。

手术时机的选择应根据病情来决定。对于需要神经减压的简单胸腰椎骨折，最好在 48 小时之内完成；合并其他脏器损伤时，应具体情况具体分析，在安全的条件下及时手术。

胸腰椎骨折手术治疗的方案通常可以分为侧前方入路和后方入路。后方入路近年来发展较快，也是主流的手术方式，可以治疗大部分胸腰椎骨折。

 当胸腰椎骨折神经损伤不严重时，不会引起瘫痪，患者的神经功能可能在伤后数小时到数十小时会自行部分恢复。但是，如果骨折程度比较严重，脊髓神经损伤较重，部分患者会长期残留一定的神经功能障碍。药物和手术治疗可以帮助功能的恢复，但是很难完全恢复。

143　骨折的临床愈合意味着什么？

骨折的临床愈合是指骨头的机械支撑能力恢复，可以下地活动，并不代表骨质完全愈合。

影响骨折愈合的因素有很多，主要有两个方面：①个体的成骨能力，严重骨质疏松或老年患者的成骨能力相对较弱，愈合时间较长；②局部应力刺激，如果过早负重，可能会导致局部应力过高，加重椎体压缩程度。

144 老年骨质疏松性脊柱骨折如何诊治？

1）定义

　　老年骨质疏松性脊柱骨折是指由于年龄增长，成骨能力下降，引起骨质疏松，在外伤等因素影响下形成的椎体压缩性骨折。

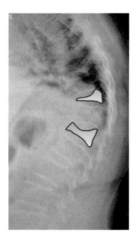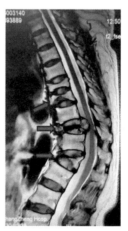

▲ 多节段老年骨质疏松性脊柱骨折的影像学表现(左：X线片，右：MRI)

2）治疗

（1）保守治疗。

对于症状和体征比较轻,影像学检查显示为轻度椎体压缩性骨折,无神经功能损害,或不能耐受手术的患者,一般选择非手术治疗。主要包括卧床休息、体位复位、药物镇痛、佩戴支具和功能锻炼等,可以对症口服抗骨质疏松或活血成骨的药物。

（2）手术治疗。

对于保守治疗效果不理想,或者症状和体征比较严重,能够耐受手术的患者,一般建议早期手术治疗。骨质疏松性脊柱骨折的保守治疗需要卧床,不仅易加重骨质流失和骨质疏松,而且易引起肺炎、泌尿系感染等并发症;而早期微创治疗不用长期卧床,可以早期下地。目前,临床上治疗骨质疏松性脊柱骨折的手术方式主要是经皮椎体后凸成形术(英文缩写为PKP)或经皮椎体成形术(英文缩写为PVP)。

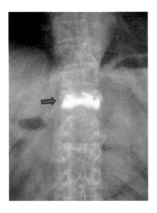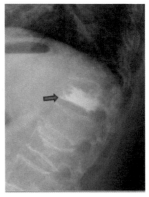

▲ 老年骨质疏松性脊柱骨折 PKP 术后的 X 线片

145 治疗骨质疏松性脊柱骨折的经皮椎体成形术,你了解吗?

1) 定义

经皮椎体后凸成形术/经皮椎体成形术(英文缩写为 PKP/PVP)是一种微创手术,应用广泛,俗称"骨水泥治疗"。具体操作是将中空的通道穿刺至骨折椎体内,将调制好的骨水泥流体注射进去,就好像给坍塌的楼房中灌注水泥,能够维持楼房的状态,防止其进一步坍塌。

2) 优势

PKP/PVP 创伤小、时间短、起效快、效果确切,无需全麻,操作简单,应用非常广泛。通过球囊扩张,其既可以实现椎体内的部分复位,又可以提高骨折椎体的强度和稳定性;不仅能够直接改善患者本次骨折的症状,而且能稳定脊柱、防止椎体再次塌陷骨折,还能在一定程度上预防后期出现的脊柱后凸、压迫神经等症状。

PKP/PVP 对脊柱结构没有破坏,术后即可下地,最好戴腰围保护。对于老年骨质疏松性骨折,伤后 3 个月也可以打骨水泥进行椎体强化,减轻疼痛,但椎体复位效果会差一些。

3) 注意事项

① 由于骨折后椎体结构和稳定性发生了改变,即使是 PKP/

PVP术后仍会有一定疼痛感；手术过程中也会对骨质和肌肉有一定的损伤，所以术后可能会出现腰痛。可以通过理疗、热敷、口服非甾体抗炎药等对症治疗。

②骨水泥强化之后的椎体要比正常的椎体强度更高，所以，理论上会增加邻近节段的应力，在轻微外伤条件下可能会引起邻近椎体骨折。但这种情况发生的概率并不高，主要还是应系统地治疗骨质疏松，避免新的外伤发生。

③骨水泥虽然可以增强椎体的强度，但其是异物，会影响骨愈合，因此60岁以下、无骨质疏松或骨质较好的患者不建议用骨水泥治疗。

146 做完手术，骨质疏松性脊柱骨折的治疗就结束了吗？

经皮椎体成形术并不是治疗的终点。在手术后，患者仍需要在医生的指导下做好腰背肌训练，才能缓解脊柱骨折对周围肌肉产生的不良影响。

另外，患者还需要继续接受长期的抗骨质疏松治疗，主要是补充钙和维生素D，结合户外活动、晒太阳和服用抗骨质疏松药物。这是因为骨质疏松性脊柱骨折发病的根本原因是骨质疏松，如果不改善骨质疏松，后续仍可能发生骨折。还应避免摔跤等外伤，即使摔倒也要尽量向前倒，避免向后臀部着地。

147 尾骨骨折如何诊治？

尾骨是由 5 块融合在一起的骨头组成的，尾骨骨折常发生于外伤或摔跤之后。正常的尾骨本身存在一定的角度，所以，简单的 X 线片有时可能无法评估是否存在尾骨骨折脱位。

尾骨骨折一般选择保守治疗，大多能够愈合。如果尾骨骨折移位明显或断端吸收明显，持续疼痛，可以选择手术切除。

第十四章　脊柱畸形

148　枕颈部由哪些部分组成?

枕颈部主要由骨骼、肌肉、韧带、神经、血管等构成,这些结构对于维持头部的正常位置和运动功能起着重要的作用。

(1)骨骼:主要由枕骨、颈1和颈2组成,其中颈1又称寰椎,颈2又称枢椎,三者之间通过关节、韧带和肌肉紧密结合在一起。

(2)肌肉:此处主要由斜角肌、头夹肌、肩胛提肌等组成。

(3)韧带:此处结构较复杂,存在多条特殊形态的韧带,比如横韧带、翼状韧带、齿状突尖韧带等,共同完成复杂的运动功能。

(4)神经:枕骨大孔是大脑与脊髓的连接处,另外,此处还存在枕大神经、颈神经根及交感神经等。

(5)血管:椎动脉、颈升动脉等及伴行的静脉等。

149 什么是枕颈部畸形?

　　临床上有这样的病例：患者出现了枕部和周围肩颈部的疼痛，自己猜测是颈椎病，没有去正规医院治疗，而是选择去推拿按摩，或自行服用止疼药。结果，疼痛不但没有减轻，反而越来越重，甚至出现了四肢无力、痉挛、运动失衡的症状。最后到医院一检查，才发现自己的症状根本不是由颈椎间盘压迫神经引起的，而是由于枕颈部畸形。

　　枕颈部畸形是指枕骨、寰椎及枢椎部位的先天性发育异常，与胚胎发生和发育过程中基因突变、染色体异常、病毒、药物、射线等不良因素的影响有关。枕颈部畸形的种类有很多，包括颅底凹陷或扁平、寰椎发育不全或不良、枕骨大孔狭窄症等。

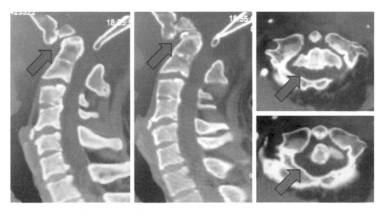

▲ 枕颈部畸形的 CT 表现

150 常见的枕颈部畸形有哪些?

枕颈部畸形多种多样,常常同时出现一种或多种畸形,主要可分为以下几种。

1)寰枢椎脱位或不稳

一种由于先天发育异常、创伤、退变、肿瘤、炎症或手术等因素导致的寰椎和枢椎之间的脱位或不稳。这种畸形可能压迫延髓、脊髓或颈神经根,从而出现相应的神经系统症状。

2)颅底凹陷症

一种以枕骨大孔为中心的颅底骨内陷畸形,可能伴随寰枢椎的脱位或融合。这种畸形可能导致后颅窝容积减小,压迫延髓、小脑及牵拉神经根,从而产生一系列神经系统症状。

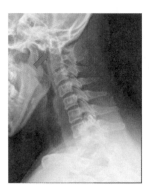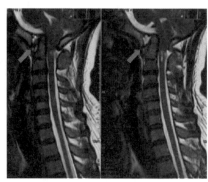

▲ **寰枢椎脱位伴颅底凹陷的影像学表现**

3）齿状突发育畸形

一种由于齿状突先天性发育不良导致的畸形，可能表现为齿状突缺如、发育不良或齿状突游离小骨（也称为游离齿状突）等。常有患者带着颈椎X线片或者CT报告来到门诊，咨询"齿状突游离小骨"是怎么回事。具体来说，这种畸形是指颈椎关节处的骨性连接出现分离，游离的齿状突骨与寰椎前弓相连，并与枢椎椎体之间存在较大的间隙。

当然，除了先天性因素，后天性外伤或感染也可能影响齿状突尖端的血供，从而引起齿状突发育不良。这种畸形可能导致寰枢椎不稳和相应的神经系统症状，包括头颈部疼痛、双下肢无力、行走不稳、手指精细动作障碍等。在少数情况下，患者可能终身不出现症状。

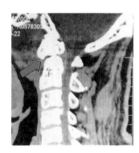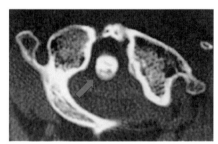

▲ 游离齿状突伴寰枢椎脱位

151　枕颈部畸形有什么症状？一定会引发严重后果吗？

（1）枕部疼痛。

疼痛呈沉重压榨感，就好像被人掐着后脖颈，或呈"砰砰"状跳痛,疼痛可以向头顶、眼后、颈肩部发散。在身体用力、深吸气后在屏气状态下用力做呼气动作或突然改变姿势时,疼痛会加重,女性患者在经期前1周疼痛会加重。

（2）眼部症状。

可能出现眶后疼痛、眼前漂浮物、畏光、视物模糊、复视和视野缺失。这些症状的加重因素与枕部疼痛的加重因素相同。

（3）耳部症状。

可能出现眩晕、平衡失调、耳鸣、耳内压迫感、听力下降和听觉过敏。这些症状的加重因素也与枕部疼痛的加重因素相同。

（4）脊髓损害症状。

可能出现四肢无力、痉挛、运动失衡,感觉过敏、障碍、烧灼感或位置觉障碍等。

（5）神经压迫症状。

脑干或低位颅神经受压时,可能产生吞咽困难、睡眠呼吸暂停、心悸、构音困难、协调性差和震颤等症状。

一旦出现上述症状,一定要及时前往正规医院就诊检查,医生一般通过CT和MRI检查结合患者症状就可以进行诊断。

枕颈部畸形患者的病情轻重不一,有些患者只是影像学检查偶然发现,并无临床症状,有些患者则病情严重,可能危及生命。早期的枕颈部畸形结构相对稳定,可无症状或症状少而轻。随着个体发育或畸形愈发不稳定,患者可逐渐出现枕颈部和双上肢疼痛、麻木、感觉过敏等脊髓压迫相关症状;有些患者症状多变、时轻时重,摔倒、撞击等轻微损害就可以引起神经症状加重,甚至危及生命。

152 枕颈部畸形如何治疗？

枕颈部畸形的治疗方案需要综合考虑患者的年龄、发病时间、严重程度等因素。

如果患者刚刚开始发病且症状较轻，可以选择非手术治疗，如口服消炎止痛药，通过卧床、颈围保护、枕颌带牵引、颅骨牵引制动。

如果患者症状严重，出现了脊髓损害或神经压迫的症状，一般需要采取手术治疗，以恢复枕颈部正常解剖结构，解除压迫。目前常用的手术方式包括枕颈减压、螺钉内固定、植骨融合内固定等。由于枕颈部结构复杂，又毗邻小脑等重要组织，手术难度大、风险高，一定要选择有经验的专业医生团队进行手术。

为了重建枕颈部的骨骼结构和维持复位效果，枕颈部手术时常常需要取髂骨。髂骨是人体中可用于骨移植的理想骨库之一，具有以下优势：①位于浅表位置，获取相对容易；②具有足够的骨量和良好的骨质量，取骨后不会产生骨折，也不会影响原本的整体结构和功能；③具有较强的再生和修复能力，当少量骨组织被取走后，周围的骨细胞和骨髓组织会开始增殖和分化，以填补缺损并恢复骨骼的完整性。因此，如果将髂骨的一部分骨组织或松质骨颗粒移植到其他部位以修复骨缺损，那么髂骨通常还是能够继续生长的。然而，髂骨的再生能力也与取骨的量、取骨位置以及术中操作有一定的关系。

153 什么是结构性脊柱侧弯？

结构性脊柱侧弯是指在生长发育过程中或成年后脊柱在三维空间发生的持久性畸形，同时伴有椎体旋转和/或滑移。这种侧弯通常不能通过改变姿势或进行某些活动来纠正，需要尽早诊断和治疗。

结构性脊柱侧弯的原因可以分为特发性、先天性、神经肌肉型和退行性脊柱侧弯等类型。

（1）特发性脊柱侧弯：是最常见的结构性脊柱侧弯类型，占比为 $75\%\sim80\%$，但具体的原因尚不完全清楚，可能与遗传、生长发育异常等因素有关。

（2）先天性脊柱侧弯：是由于胚胎期脊柱发育异常所致。在胎儿期，如果脊柱的骨骼、肌肉、神经等结构发育异常，就可能导致脊柱出现侧弯。

（3）神经肌肉型脊柱侧弯：是由于神经或肌肉系统的疾病引起的。例如，脑瘫、脊髓灰质炎、脊髓空洞症等疾病都可能导致脊柱两侧肌肉力量不平衡，进而引发脊柱侧弯。

（4）神经纤维瘤病合并脊柱侧弯：神经纤维瘤病是一种遗传性疾病，它会在神经系统内产生良性肿瘤。这些肿瘤可能会压迫脊柱和周围神经，导致脊柱出现侧弯。

（5）退行性脊柱侧弯：通常发生在成年人身上，尤其是老年人。长期的不良姿势、劳损、骨质疏松等都可能加速脊柱的退行性改变，进而引发侧弯。

（6）其他疾病：如马方综合征、脊柱结核、脊柱骨折等也可能导致结构性脊柱侧弯。

对于有结构性脊柱侧弯风险的人群，应定期进行体检和筛查，以便早期发现和治疗。同时，保持正确的姿势和进行适当的体育锻炼也有助于预防结构性脊柱侧弯的发生。

 什么是非结构性脊柱侧弯？

非结构性脊柱侧弯是指暂时性、一过性侧弯，是相对于结构性脊柱侧弯而言的。一旦原因去除即可恢复正常，但如果长期存在，则有可能发展成结构性脊柱侧弯。

非结构性脊柱侧弯可由多种原因引起：长期姿势不正确（如坐姿、站姿、睡姿不良）或长期负荷过重；腰椎间盘突出、肿瘤等压迫神经疼痛；双下肢不等长导致骨盆倾斜；其他原因。

非结构性脊柱侧弯的具体表现为：在平卧时侧弯常可自行消失，X 线片检查脊柱骨均正常；因腰部疼痛保护而引起的非结构性侧弯，虽然 X 线片检查可见侧弯明显，但疼痛去除后侧弯即可消失。

155 什么是退变性脊柱侧弯？如何与青少年特发性脊柱侧弯相鉴别？

退变性脊柱侧弯指的是随着年龄的增长，由于各种退行性病变所导致的脊柱侧弯,通常表现为腰椎退变性侧弯或胸腰椎退变性侧弯。由于椎间盘和小关节的严重退变,导致脊柱非对称性弯曲,在冠状面上形成侧凸,在矢状面上表现为腰椎前凸减少或消失等矢状位序列失衡。

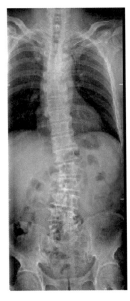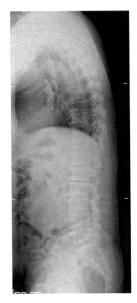

▲ 退变性脊柱侧弯的 X 线片(左:正面,右:侧面)

青少年特发性脊柱侧弯和退变性脊柱侧弯的区别如下:

(1)年龄不同:前者多为青少年,后者通常为老年人。

(2)病因不同:前者病因不明,后者为退变性疾病,脊柱的退行性改变是其侧弯发生与进展的基础。

(3)发病机制不同:前者除了脊柱的三维旋转外,一般无其他病变,而后者常伴有腰椎滑脱、椎管狭窄、椎间盘突出等。

(4)症状不同:前者一般没有明显的神经症状,而后者常伴有腰腿痛、间歇性跛行、下肢麻木等。

（5）治疗方案不同：前者根据侧弯角度和进展风险进行对应治疗，严重侧弯畸形时才需进行三维矫形手术；后者通常以处理局部神经压迫为主，对于严重侧弯畸形，除了进行矫形手术外，还要同时处理椎管狭窄、椎间盘突出等问题。

156　老年退变性脊柱侧弯是否能够手术？如何判断？

（1）老年人骨质疏松是否能进行矫形手术？

骨质疏松症是一种全身性的骨骼疾病，会导致骨骼脆弱易碎，对内固定的强度产生影响，无论术前、术后都应进行抗骨质疏松治疗。但骨质疏松并不是矫形手术的禁忌证，通过合理的手术方案设计和术后规范的抗骨质疏松治疗，绝大多数患者都能取得不错的临床效果，毕竟骨质疏松不是短时间内能治愈的，而很多畸形不能长期等待。因此，在考虑矫形手术时，需要考虑多个因素，评估患者的整体健康状况和骨质疏松程度，以降低手术风险、提高术后效果。

（2）老年人脊柱侧弯手术需要神经减压吗？

与青少年特发性脊柱侧弯不同，老年退变性脊柱侧弯常伴有骨质增生、韧带肥厚、椎间盘突出及椎管狭窄等病理变化，因此，在矫正畸形的过程中，通常需要进行神经减压以改善神经功能。每位患者的病情不同，术中需要进行的操作也会有所差别，建议在脊柱外科专业医生处咨询和治疗。

（3）老年退变性脊柱侧弯能否做短节段手术？

老年退变性脊柱侧弯的病理变化相对复杂，需根据患者的具体情况进行充分评估，并制定最佳的手术计划。①如果患者表现为脊柱局部神经压迫引起的症状，则可以在明确病变责任节段的前提下，选择微创减压或短节段手术；②需要考虑老年人的年龄和整体健康状况，以及对麻醉的耐受程度；③还应评估术后可能的康复情况，如果需要较长的康复过程，或者易受高血压、高血糖等疾病影响出现严重并发症，则应谨慎选择手术方式。

157 如何诊断脊柱侧弯的严重程度？

脊柱侧弯的严重程度通常可以通过以下几个方面来进行评估。

（1）观察外形：观察患者高低肩、剃刀背、胸廓畸形、骨盆倾斜等畸形的严重程度。

（2）测量角度：通过拍摄全脊柱 X 线片，测量脊柱侧弯的角度，即 Cobb 角。Cobb 角是评估脊柱侧弯严重程度的重要指标。一般来说，Cobb 角小于 10°不诊断为脊柱侧弯；10°～20°为轻度脊柱侧弯；20°～45°为中度脊柱侧弯；大于 45°为重度脊柱侧弯。

（3）评估柔韧性：在患者背部施加一定的压力，观察脊柱的活动度和弯曲纠正程度。柔韧性越好，说明脊柱侧弯的严重程度相对更低。

（4）年龄和发育：对于儿童和青少年患者，需要考虑年龄和生长发育的因素。年龄越小、预期发育潜力越大，后期脊柱侧弯加重的可能性越大。

（5）功能障碍：评估患者是否存在疼痛、呼吸困难、运动能力降低或丧失等症状。

158 青少年特发性脊柱侧弯如何治疗？

脊柱侧弯的治疗原则是尽早采取干预措施，以避免病情恶化。在通过常规查体和全脊柱 X 线片进行全面检查并确诊后，医生根据孩子脊柱的 Cobb 角来判断脊柱侧弯的严重程度，并制定相应的治疗策略。

Cobb 角小于 $10°$：密切观察随访，平时可以通过游泳、形体操或拉单杠等方式改善。

轻度脊柱侧弯：在身高增长期内，家长要进行定期监测，密切观察弯曲程度的变化。可以在专业人员帮助下通过形体训练、拉伸运动等矫正、改善外形，也可以按摩、推拿或游泳进行干预。

中度脊柱侧弯：通常采用支具治疗，可以帮助控制或减缓侧弯的发展速度。对于骨骼发育未成熟的患儿，早期使用支具治疗效果更佳；对于侧弯节段较长或弹性较好的腰段或胸腰段侧弯，支具治疗效果也较好。但是，如果十六、十七岁后，身高不再增长，侧弯角度不会再增加，也就没有必要再应用支具。如果弯曲程度加重，则可能需要手术治疗。

重度脊柱侧弯：通常需要手术治疗。应结合患儿的发育情况灵活调整。

青少年时期是矫正脊柱侧弯的黄金时期,越早发现和治疗,矫正效果就越好。所以,家长们要重视起来,关注孩子的脊柱健康!

159 脊柱侧弯如何进行支具治疗？有哪些注意事项？

支具治疗是脊柱侧弯常用的一种治疗方法,通过佩戴特制的支具,对脊柱进行矫形、支撑和固定,以控制或减缓侧弯的进展速度。

16 世纪,法国外科医生安布鲁瓦兹·帕雷(Ambroise Paré,1510—1590 年)发明的"金属盔甲"是最早的支具。20 世纪 90 年代早期,一些长期随访的前瞻性对照研究的结果表明,支具治疗组在侧弯角度改善方面明显优于自然病程组。而据近年来的生物力学研究,早期支具治疗能减少侧弯畸形软骨终板的不平衡负重,减轻不平衡生长,长期控制侧弯畸形的进展,证实了支具确实对轻、中度青少年特发性脊柱侧弯具有治疗作用。

1) 支具治疗的一般原则

▼ 支具治疗的一般原则

Cobb 角	Risser 征 0 级/月经初潮前(女性)	Risser 征 1～2 级/距月经初潮＜1.5～2 年(女性)	Risser 征 3～5 级/距月经初潮＞2 年(女性)
＜20°	观察、随访(5°/年则采取支具干预)	观察、随访	观察、随访

（续表）

Cobb 角	Risser 征 0 级/ 月经初潮前（女性）	Risser 征 1～2 级/ 距月经初潮＜ 1.5～2 年（女性）	Risser 征 3～5 级/ 距月经初潮＞ 2 年（女性）
20°～45°	支具干预	支具干预	观察、随访
＞45°	手术	手术	手术

注：Risser 征指髂骨骨骺成熟度，可代表患者骨骼的生长潜能；女孩还可以用距月经初潮的时间作为选择治疗方案的依据。

由上表可见，侧弯角度＞20°或进展 5°/年是选择支具治疗的最佳时机。女性月经初潮 2 年以上即可于医嘱指导下去掉支具。

支具选择的主要依据有：①患者的依从性；②支具所带来的社会心理因素；③对日常生活如吃饭、如厕或睡觉的影响；④是否导致患者显著疼痛。

遇到以下情况，选择支具治疗应谨慎：①生长发育已成熟、精神异常、患者或家长不配合；②严重的胸椎前凸、过度肥胖或肢体感觉异常；③骨骼生长已停止。

2) 支具治疗的注意事项

（1）选择合适的支具：根据患者的具体情况和侧弯程度，选择合适的支具类型和大小，目前多为计算机辅助设计，矫形效果较传统支具有明显提高。佩戴支具后要再次拍片核实矫正效果，如不合适，建议重新订制。

（2）正确佩戴支具：支具一定要合身，带子一定要勒紧，矫形效果才好，运动才会舒服。应避免过紧（造成不适）或过松（影响治疗效果），特别是女孩子要保护好乳房部位，避免影响发育。

（3）支具佩戴时间要充足：患者需按照医生的建议，每天佩戴足够的时间,一般每天不少于 23 小时,1 小时留作洗澡、体育活动以及形体训练等。

（4）皮肤护理:在佩戴支具期间,需要注意皮肤护理,保持皮肤清洁和干燥,避免压疮或皮肤炎症的发生。同时,要观察受压部位的皮肤情况,如果出现皮肤发红、破溃等情况,需要及时处理。

（5）及时调整支具:如果孩子身高、体重出现明显改变时,应及时复查,根据需要调整或重新制作支具,以达到较理想的治疗效果。

（6）常规复查频率:复查间隔时间与孩子发育速度有关,发育高峰期应每隔 3 个月复查一次。拍片时为减少射线辐射,建议只拍正位 X 线片,并注意遮挡颈部、会阴部及乳房等。

（7）复查时支具提前几小时脱掉:通常为拍片前一晚脱掉支具,即脱掉支具 12 小时后拍片。近来,也有人提议经过一个完整佩戴周期再取掉支具拍片,比如,医嘱要求佩戴 20 个小时以上,24－20＝4,那患者就脱掉支具 4 小时再拍片。

（8）配合康复训练:在支具治疗期间,患者需要配合进行康复训练,如肌肉锻炼、呼吸训练等,以维持矫正效果、增强肌肉力量和改善呼吸功能。

3）常用的治疗支具

（1）Boston 支具:主要用于纠正腰弯或胸腰弯,而对于某些角度非常大的胸弯矫正效果欠佳。这种支具的优点就是可以完全隐藏在衣服下面,不影响患者外观。

（2）Milwaukee 支具:属于典型的颈胸腰骶联合支具,主要用于严重的胸弯,可治疗 Boston 支具无法纠正的严重侧弯畸形。

（3）其他：Charleston 屈曲支具在夜间使用；SpineCor 软体支具采用强有力的弹性绑带，适用于轻度的、简单的侧弯患者；Crass Cheneau 支具可以动态矫正；Halo 支具力量较强，但是创伤性大；还有 TriaC 支具、SPoRT 支具等。

160 手术治疗脊柱侧弯一定要打钉子吗？什么时候需要进行手术治疗？

脊柱侧弯矫形手术术中通过植入螺钉和金属棒等内固定物，可以将弯曲的脊柱尽可能拉直并固定在更靠近中线的位置上。此时，为了维持矫形后的位置和避免螺钉等内固定失败，需要进行植骨融合。经过数十年的发展和随访，这种通过螺钉矫形结合骨融合的方式，已成为一种成熟的术式。但是，其有严格的手术指征，取决于具体的病情和治疗方案，并非所有的脊柱侧弯手术都需要打钉子。对于一些轻度的脊柱侧弯，可能只需要通过简单的手术操作（或保守治疗）就可以达到矫正的目的。

脊柱侧弯手术治疗的时机通常取决于患者的年龄、侧弯程度、病情进展速度以及功能障碍程度等因素。随着技术和时代的发展，手术指征也会不断变化，一般来说，以下几种情况需要考虑手术治疗。

（1）侧弯角度较大或进展迅速：对于青少年特发性脊柱侧弯，如果胸弯角度大于 40°，或者腰弯/胸腰弯角度大于 35°；侧弯在短时间内快速进展，每年加重超过 5°；患儿年龄小、生长潜力大、加重风险高，通常需要考虑手术治疗。

（2）支具治疗无效：如果患者经过规范的支具治疗，病情仍然持续进展、无法有效控制，可以考虑手术治疗。

（3）功能障碍程度较重：脊柱侧弯可能导致一系列症状，如腰背疼痛、心肺功能受限、神经受压症状（如大小便受限或下肢麻木、无力等），严重影响生活质量时，建议手术治疗。

脊柱手术都具有一定的风险，包括手术并发症、术后疼痛、脊柱活动度受限等。因此，在决定是否进行手术治疗时，患者及家属需要充分了解手术风险及预期效果。

161　脊柱侧弯矫形术可能出现哪些并发症？

脊柱侧弯矫形术风险较高，可能出现以下几种并发症：

（1）感染：任何手术都存在感染的风险，矫形手术刀口较长，在空气中暴露范围较大，且术区需进行植骨等操作，更易发生伤口感染。感染通常发生在术后几天到几周之内，可能会表现为伤口红肿、疼痛、渗液、流脓等症状。一旦出现感染，需要及时就医并进行抗生素治疗，必要时可能需要进行清创治疗。

（2）出血及血肿形成：手术操作过程中不可避免地会引起出血，术后少量出血可以引流出体外或在体内吸收、机化，但较大的血肿会压迫脊髓、神经，产生神经功能障碍，可能需要手术清创。

（3）神经损伤：脊柱侧弯的解剖结构与正常发育不同，减压、置钉和矫形过程中，都有可能会损伤脊髓或周围神经，导致感觉或运动功能障碍。一些轻微或一过性的神经损伤可能会自行恢复，而严重的神经损伤则可能造成严重后果。

（4）内固定物松动、断裂或失效：矫形手术对手术技术和内固定强度要求相对较高，在某些情况下，可能会出现固定失败或需要再次手术的现象。

（5）脊柱不平衡：矫形手术后可能会出现脊柱不平衡的情况，表现为双肩不等高、骨盆倾斜等。

（6）心肺、肠胃功能下降：对于一些严重的脊柱侧弯患者，矫形手术可能会影响心肺及肠胃功能，导致相应症状，可能需要进行对症治疗。

需要注意的是，以上列举的并发症只是可能出现的情况，目前，脊柱侧弯矫形术后出现严重并发症的可能性非常小。在选择手术治疗之前，应充分了解手术的风险和并发症，并选择有经验的专业医生进行手术操作。

162 侧弯手术术后身体机能受影响吗？

（1）脊柱活动度。

脊柱侧弯手术的主要目的是矫正异常的脊柱序列，术后由于内固定物的使用，脊柱活动度一定会发生改变。

但是，手术部位不同，对活动度的影响也不同。具体来说，胸椎本来活动度就小，因此相较于腰骶部手术，胸部手术术后活动度受影响较小。由于骶骨与骨盆结合牢固、活动度小，如果手术部位涉及腰5/骶1节段，对脊柱活动度的影响将会非常明显，因此脊柱外科医生在制订手术方案时会充分考虑这一点，对于大部分患者都会保留至少1～2个腰椎节段，从而在最大程度上保留脊柱的总体活动度。

（2）身高。

选择进行特发性脊柱侧弯手术时，患者一般已经历第二生长高峰期，身高基本停止增长；而且，下肢长度也是患儿身高的重要组成部分，因此脊柱侧弯手术通常不会对身高产生明显影响。实际上，由于手术会将脊柱从弯曲状态矫正，患者的身高还可能会在一定程度上得到恢复或增长。

（3）生育。

虽然长节段固定对脊柱活动和心肺、胸腹功能有一定的影响，但脊柱侧弯矫形手术作为随访数十年的成熟术式，通常不会影响怀孕和分娩。对于一些重度脊柱侧弯矫形术术后患者，建议在备孕前进行详细的咨询和评估。

163 青年性驼背如何诊治？

青年性驼背，又称舒尔曼病，是一种常见于青少年的胸椎或胸腰椎的僵硬型脊柱后凸畸形。其病因尚未明确，可能与家族遗传因素、骺板发育不良或椎间盘过早退变等有关。

具体来说，由于多种原因（如血供紊乱使骺板的血液供应减少，椎间盘的过早退变等）导致骺板变薄、抗压能力降低，在过多的负荷下出现碎裂，髓核在破裂处突入椎体内，形成所谓的许莫结节。脊柱胸段向后弯曲，使椎体前方承受的压力大于后方，前方骨骺的坏死影响了前半椎体高度的发育。随着年龄增加、身体生长，后半椎体的高度越来越大于前半椎体，椎体形成楔形，数个楔形的椎体使胸椎的后凸加大,形成驼背。

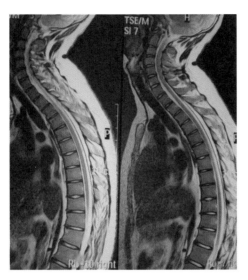

▲ 青年性驼背的 MRI 表现

　　总的来说,青年性驼背是由于在发育过程中,脊柱的负载能力与其承受的负荷的平衡失调引起的。治疗方式如下:

　　(1)端正姿势:由于青年性驼背的发生可能与平时坐姿或站姿不端正有关,因此需要端正姿势,包括坐姿端正、站姿端正、做纠正操等,以促进驼背恢复。

　　(2)睡硬板床:选择睡相对较硬的板床可以给腰背部提供支撑,促进脊柱弯曲的恢复。

　　(3)康复治疗:在端正坐姿和站立姿势的同时,如果驼背较严重,还需要给予康复治疗,包括牵引、手法矫正和佩戴支具等。

　　(4)药物治疗:部分青年性驼背可能是由于维生素 D 缺乏或全身钙、磷代谢异常所致。此时建议及时补充,如维 D 钙咀嚼片、醋酸钙胶囊等,平时可以配合维生素 D 滴剂以促进钙的吸收。

（5）手术治疗：如果青年性驼背较为严重,经过一般处理和康复治疗无效,可能需要手术治疗。手术方式包括椎弓根截骨术等,术后需要佩戴支具。

164 扁平椎如何诊治？

扁平椎,也被称为 Calve 病,是椎体原发骨骺骨软骨病,主要发生在胸椎中段。其症状包括背痛、夜啼、棘突压痛、椎旁肌肉痉挛,晚期可能会出现脊柱后凸畸形。X 线片显示,病症通常局限于一个椎体,该椎体会被压缩至薄如饼状,密度增高,而椎间隙则保持近似正常。

扁平椎通常需要与椎体骨折、肿瘤或结核进行鉴别。椎体骨折通常是由外伤导致的,伴有明确的外伤史和疼痛。X 线片或 CT 检查可以显示椎体的骨折线。椎体肿瘤是指发生在椎体上的原发性或转移性肿瘤,肿瘤压迫神经或脊髓会引起疼痛、麻木、肌肉无力等症状。而椎体结核则是一种由结核杆菌引起的传染病,通常伴随全身性结核症状,如低热、盗汗等。因此,需要结合临床病史、症状、体征、实验室检查及影像学检查进行综合分析,并不难鉴别。

对于症状较轻的扁平椎患者,通常只需要药物治疗和物理治疗。对于病情严重、神经受压或药物治疗无效的患者,可能需要考虑手术治疗,手术的目的主要是稳定脊柱、解除神经压迫和改善畸形。具体的手术方式应根据患者的具体情况和医生的建议来确定。

165 脊柱裂如何诊治?

脊柱裂是一种先天性神经管畸形,其特征是在脊柱的发育过程中,椎管没有完全闭合,造成脊髓或马尾神经疝出。包括隐性和显性脊柱裂。其原因目前尚不明确,可能与妊娠早期胚胎受到物理性或化学性的损伤有关。孕妇的保健(摄入足量叶酸)对预防胎儿畸形是很重要的。脊柱裂患者大多无临床症状,很多患者是在体检时才发现。

1) 隐性脊柱裂

隐性脊柱裂是一种常见的脊柱裂类型,它是由于脊柱在发育过程中出现缺陷,导致椎管闭合不全或完全没有闭合。隐性脊柱裂一般没有明显的症状,也不会对神经产生压迫,因此大多数情况下不需要治疗。但是,有时隐性脊柱裂会导致脊柱结构异常,使得脊柱的稳定性受到影响,从而引起腰痛;还可能导致肌肉和韧带的负荷增加,进一步加重腰痛的症状。

隐性脊柱裂并不是遗传性疾病,但与遗传因素有一定关联。因此,如果家庭中有隐性脊柱裂患者,建议其他家庭成员也进行相关的检查。

2）显性脊柱裂

显性脊柱裂，也被称为开放性脊柱裂，是一种较为严重的脊柱裂类型。在发育过程中，椎管未完全闭合，导致脊膜、脊髓、神经根等结构从裂口处膨出或暴露在体外。这使得神经组织容易受到损伤和感染，从而引发一系列症状。根据膨出内容的不同，可分为脊膜膨出型、脊髓脊膜膨出型和脊髓外露型等。患者可能会出现腰骶部包块、疼痛、下肢运动和感觉功能障碍、大小便失禁等症状。

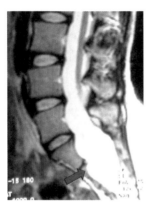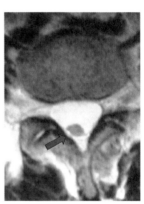

▲ 显性脊柱裂伴脊髓栓系畸形的 MRI 表现

显性脊柱裂的治疗方法包括保守治疗和手术治疗。对于无症状的显性脊柱裂，如果没有伴随脑积水、脊髓或脊膜膨出等症状，一般采用保守治疗。

对于有症状的显性脊柱裂，如出现大小便失禁、下肢运动和感觉功能障碍等症状，通常需要进行手术治疗。对于显性脊柱裂患儿，需要尽早进行神经外科手术，避免引起永久性的神经功能障碍。手术的主要目的是处理神经畸形，如松解脊髓栓系、切除脊髓脂肪瘤、修复脊膜或神经复位等。在手术中,需要充分游离、松解和还纳脊髓和神经,同时避免损伤神经根和脊髓。对于伴有脑积水的患者,需要在脊柱裂处理前或处理后,同时实施脑脊液的分流术。

166 移行脊椎是什么疾病?

移行脊椎系脊柱先天性发育变异,也可称之为"过渡脊椎"或"移行椎",多发生于腰骶段。大多数情况下并不会引起任何临床症状,多在影像学检查时无意中发现。

根据发生移行的部位,该病可分为腰椎骶化(腰 5 全部或部分转化成骶椎形态)、胸椎腰化(胸 12 失去肋骨而形成腰椎样形态)、骶椎腰化(骶 1 演变成腰椎样形态,发病率很低)和骶尾椎融合(骶椎与尾椎相互融合成一块)等类型。

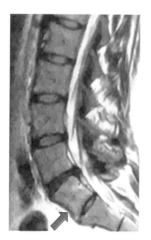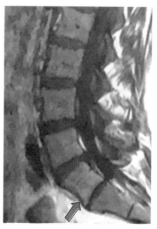

▲ 腰椎骶化的 MRI 表现

其中,腰椎骶化和骶椎腰化都是先天性骨发育异常,会导致脊柱的力学平衡被破坏,增加脊椎关节压力,引起腰骶部韧带、肌肉等软组织代偿性劳损,肌张力过高,诱发椎间盘突出或腰骶部关节充血、水肿、渗出或错位,引起疼痛等不适症状。因此,对于腰椎骶化和骶椎腰化的患者,应进行腰背肌锻炼,以增强其自身保护和预防能力。

第十五章 脊柱感染和脊柱肿瘤

167 常见的脊柱感染有哪些？

（1）化脓性脊柱炎：一种较为常见的脊柱感染性疾病，主要由金黄色葡萄球菌等化脓性细菌引起，其他少见细菌或耐药菌也可引发。随着中国人口逐渐老龄化，糖尿病等基础疾病患者增多，其发病率在逐年增高。

（2）脊柱结核：这是一种继发病，原发病多为肺结核、消化道结核或淋巴结核等。脊柱结核在临床上较为常见，通常经由血液循环造成骨与关节结核。

（3）布氏杆菌性脊柱炎：由布氏杆菌感染引起的脊柱炎在临床上也很常见。布氏杆菌病是一种人畜共患疾病，由于部分地区人们的饮食习惯（如吃涮羊肉或半生不熟的羊肉）以及养殖业的发展，其发病率在增加。

168 化脓性脊柱炎有什么特点？

化脓性脊柱炎的致病菌为金黄色葡萄球菌、大肠埃希菌、白色葡萄球菌、链球菌和绿脓杆菌等化脓性细菌，这些细菌可以通过血源性播散、脊柱周围化脓性感染灶的直接蔓延或医源性途径等方式侵入脊柱，导致感染。其起病急骤，有高热及明显疼痛，进展很快，早期血培养可检出致病菌。其中，疼痛往往是最先出现的症状，通常为隐痛或钝痛，休息时症状减轻，劳累时则加重。

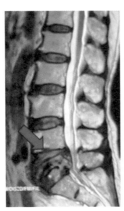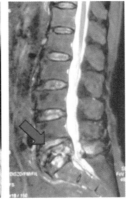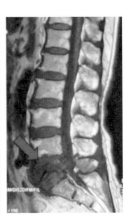

▲ 腰 5 椎体化脓性脊柱炎的 MRI 表现

169 不同部位的脊柱结核分别有哪些特点？

脊柱结核多由于结核分枝杆菌感染引起，根据病变的部位，脊柱结核可以分为颈椎结核、胸椎结核和腰椎结核。

（1）颈椎结核：发生率较高，但低于胸椎和腰椎结核。患者常有颈部轻微持续性钝痛，后伸则加剧，劳累后加重，卧床休息可减轻。病变刺激或压迫神经根后，疼痛可向肩部、上肢或枕后放射。

（2）胸椎结核：常形成椎前或椎旁脓肿，也可出现在后纵隔区或沿肋间向胸壁发展。胸椎结核大多是由肺结核引起。胸椎结核的症状以背痛为主，疼痛的性质多为钝痛或酸痛，伴有压痛及叩击痛，休息后可减轻或暂时消失。

（3）腰椎结核：为全身骨关节结核中发病率最高，约占骨关节结核总数的一半，以儿童和青少年多发。腰椎结核中椎体结核占绝大多数，附件结核少见。腰椎结核脓肿常至盆腔，形成腰大肌脓肿，并向下肢流注。

根据椎体病变的位置，脊柱结核也可以分为椎体边缘型结核、椎体中心型结核、骨膜下型和骨骺型结核等。

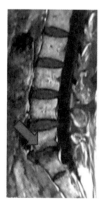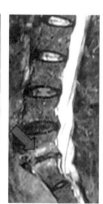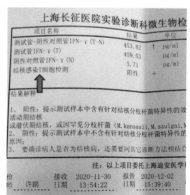

▲ 腰 5/骶 1 结核感染的影像学表现及实验室检查结果

170 得了脊柱结核怎么办？

（1）规律作息：保证充足的休息，避免熬夜和过度劳累，同时要保持积极乐观的心态，以保持机体抵抗力。

（2）饮食调整：由于脊柱结核患者可能会出现消瘦、乏力等症状，因此需要摄入富有营养的食物，如鸡蛋、瘦肉等，以提供丰富的营养物质。

（3）药物治疗：需要在医生指导下联合使用抗结核药物，如异烟肼、利福平、吡嗪酰胺、乙胺丁醇等。用药期间要定期进行复查，监测肝肾功能，以便及时了解病情变化，调整治疗方案。

（4）保守治疗：对于脊柱畸形、出现明显疼痛的患者，应在日常活动时佩戴支具，以减轻疼痛，防止脊柱畸形加重引起神经症状加重甚至瘫痪。

（5）手术治疗：如果病情较严重，出现脊柱严重后凸畸形症状，或使用抗结核药物治疗无效，通常需要采取手术治疗。手术可以清除病灶，纠正畸形，恢复脊柱稳定性。

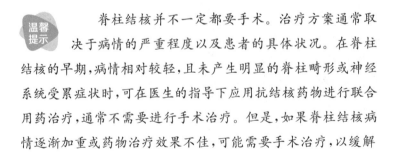

温馨提示 　脊柱结核并不一定都要手术。治疗方案通常取决于病情的严重程度以及患者的具体状况。在脊柱结核的早期，病情相对较轻，且未产生明显的脊柱畸形或神经系统受累症状时，可在医生的指导下应用抗结核药物进行联合用药治疗，通常不需要进行手术治疗。但是，如果脊柱结核病情逐渐加重或药物治疗效果不佳，可能需要手术治疗，以缓解

症状并改善患者的生活质量。

171 发生了脊柱感染怎么办?

发生了脊柱感染后,需要尽早就医并进行针对性的检查和治疗。

(1)检查:通过询问病史、实验室检查和 X 线片、CT 或 MRI 等影像学检查手段来明确感染的类型和程度。必要时可以穿刺取标本进行病理检测。

(2)药物治疗:根据细菌培养和药敏试验的结果,选择针对性的抗生素。这是治疗方案中最基础也是最重要的部分,治疗效果将直接影响病情的转归。在怀疑脊柱感染时,应及时给予有效的广谱抗生素,待细菌培养确定敏感抗生素后,再及时调整。其疗程应持续到体温恢复正常、全身症状消失后两周左右。

(3)休息和营养支持:在治疗期间,患者需要充分休息,避免过度活动加重脊柱的负担。保持良好的营养状态有助于身体的恢复,可以多吃富含维生素和优质蛋白的食物。

(4)手术治疗:对于非手术治疗显示无效,或椎管内神经受压症状明显加重,伴有脊柱不稳定、神经损伤等并发症的患者,可能需要进行手术治疗。手术的目的包括清除感染病灶、稳定脊柱、解除神经压迫等。手术可以引流脓液,减轻毒血症以及脊髓和神经受压症状。同时,还可以清除死骨和肉芽组织,如果伴有严重不稳,应考虑内固定加强或进行植骨术。

（5）康复训练：在治疗后期，尤其是手术治疗后，患者需要进行康复训练来恢复脊柱的功能和稳定性，包括体育锻炼、物理治疗等综合性措施。

综上，治疗方案的选择取决于感染的严重程度、类型以及患者的具体状况。选择针对性的抗生素是脊柱感染治疗的关键。在感染相对轻微的情况下，相当一部分脊柱感染患者经过药物治疗等保守方案即可痊愈，而不一定要进行手术治疗。治疗的同时，需要注意休息、加强营养，以提高自身的免疫力、抵抗感染。当然，如果感染情况较为严重，比如已经形成了局部的脓肿，或者造成了脊柱的不稳定，那么可能就需要进行手术治疗。手术的目的主要是引流脓液、清除感染病灶，进行脊柱内固定以稳定脊柱。

总之，发生脊柱感染后，患者需要积极配合医生的治疗方案，注意休息和营养支持，同时进行适当的康复训练，以期早日康复。

172 什么是脊柱肿瘤？

脊柱肿瘤是指发生于脊柱的肿瘤病变。根据肿瘤来源，可以分为原发性或转移性脊柱肿瘤。原发性脊柱肿瘤是指肿瘤本身是从脊柱上长出来的，其发病率较低，占全身骨肿瘤的 $6\%\sim10\%$，且以良性为主。而转移性脊柱肿瘤则是指肿瘤先发生在人体的其他部位，通过血液等途径转移至脊柱并继续生长。转移性脊柱肿瘤的发病率则较高，且通常是恶性的，可能导致严重的神经系统症状。脊柱是恶性肿瘤转移最常见的部位，$30\%\sim70\%$的恶性肿瘤患者都会出现脊柱转移，包括肺癌、乳腺癌、前列腺癌和肾癌等。

根据脊柱肿瘤的性质,可以分为良性脊柱肿瘤和恶性脊柱肿瘤。

（1）良性脊柱肿瘤。

骨样骨瘤:常见于儿童和年轻人,多发生在腰椎。其会导致疼痛,但很少会侵犯周围的组织或器官。

骨巨细胞瘤:通常发生在骨骼的末端,如膝盖、手腕等。其通常是良性的,但有时会具有侵袭性,需要积极治疗。

血管瘤:是血管组织的良性肿瘤,可以在脊柱的任何部位发生。其通常不会引起症状,除非压迫到周围的神经或脊髓。

（2）恶性脊柱肿瘤。

骨肉瘤:一种恶性骨肿瘤,通常发生在长骨的末端,也可能发生在脊柱。其具有很强的侵袭性,需要积极治疗。

脊索瘤:一种罕见的恶性肿瘤,起源于胚胎时期的脊索组织。它通常发生在脊柱的底部,具有侵袭性,并可能导致严重的神经系统症状。

多发性骨髓瘤:一种血液系统的恶性肿瘤,会侵犯多个骨骼,包括脊柱。其通常会导致骨痛、骨折和贫血等症状。

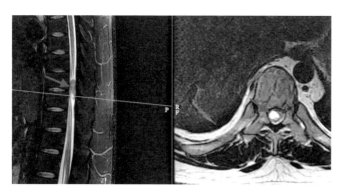

▲ 胸椎脊髓肿瘤占位的 MRI 表现(右图为左图蓝线处的横断面影像)

173 脊柱肿瘤会导致哪些症状?

（1）疼痛:是脊柱肿瘤患者最常见、最主要的症状。80%～95%的原发性脊柱肿瘤患者的首发症状为疼痛。脊柱肿瘤导致的疼痛分为肿瘤相关的疼痛和机械性疼痛。肿瘤相关的疼痛表现为背部持续性的、不能缓解的疼痛,夜间或清晨感觉明显;机械性疼痛则表现为活动、坐位、站立位时背部疼痛加剧,严重者可能因为疼痛剧烈而致活动受限。

（2）局部肿块:脊柱肿瘤多发生在较深的位置,在体表难以发现。在少数情况下,当脊柱肿瘤发生于颈椎或位于浅表时,可在脊柱处触摸到肿块。

（3）脊柱畸形:肿瘤可破坏原有的脊柱结构、挤压周围正常结构,使脊柱偏离正常位置,造成脊柱畸形,如脊柱侧弯畸形、后凸畸形等。

（4）神经功能障碍:当增大的肿瘤压迫到脊柱旁的脊髓神经,或因肿瘤破坏导致的脊柱不稳定和畸形损伤到脊髓神经时,均可导致患者神经功能障碍。具体可表现为腰痛、双下肢麻木、大小便失禁,或是人体局部痛觉和温觉消失、运动障碍等,严重者甚至有全身瘫痪可能。

（5）全身症状:患者可出现贫血、极度消瘦、低热、乏力等症状,多见于晚期脊柱肿瘤。

174 脊柱肿瘤如何诊治？

近年来，脊柱肿瘤的发病率有所升高，不免引起人们的担心。下面是一些诊治建议。

（1）就医确诊：当医生怀疑患者存在原发性或转移性脊柱肿瘤时，会根据部位不同进行相应检查，比如 X 线片、增强 CT、增强 MRI 或 PET－CT 等影像学检查，以及血液肿瘤指标检查等。还可能通过穿刺活检确定肿瘤的性质和类型，为治疗方案的制定提供依据。除此之外，转移性脊柱肿瘤还可以进行骨显像检查，从而判断其余骨骼是否也存在转移灶。

（2）治疗选择：根据病情和预后不同，医生可能会推荐手术、放疗、化疗、免疫治疗等不同的治疗方案。在选择治疗方案时，要充分了解各种治疗方案的优缺点，与医生进行充分的沟通，以便做出最适合自己的决定。

（3）手术治疗：对于许多脊柱肿瘤，手术是主要的治疗方法，其目的是在尽可能保留脊柱正常功能的基础上去除病灶。病情不同，手术的目标也不同，采取完全切除肿瘤还是姑息减压手术等，要根据病情来确定。

（4）放疗和化疗：放疗和化疗通常用于辅助手术治疗，有助于缩小肿瘤、缓解症状、延长生存期。放疗是利用高能射线杀死癌细胞，而化疗则是通过药物杀死癌细胞。术前放疗、射频消融和动脉栓塞都可以缩小肿瘤，有利于手术时保护脊柱功能；术后放化疗则可以预防肿瘤复发。

（5）疼痛管理：脊柱肿瘤可能导致非常严重的疼痛，疼痛多为夜间更重。普通的止痛药物往往效果不佳，有时需要度冷丁、吗啡或者芬太尼等药物。

（6）随访和康复：治疗结束后，需要定期进行随访检查以监测病情。

由于大多数脊柱肿瘤是其他部位的恶性肿瘤转移引起的，仅靠单一学科很难开展全面的治疗工作。目前，很多医院针对脊柱肿瘤都采取了多学科联合会诊的治疗方式。脊柱肿瘤的多学科联合会诊集齐了骨科、麻醉科、影像科、核医学科、血液科、介入科、放疗科、肿瘤科、病理科等多个科室的专家，通过集体讨论，对患者进行精准诊断，为患者制定精细的、个体化的综合治疗方案。

175 脊柱神经鞘瘤需要手术吗？

脊柱神经鞘瘤主要位于脊柱的神经根上，通常是良性肿瘤，严重的也可能压迫脊髓。主要症状包括局部疼痛、麻木、运动功能障碍、大小便失禁等，可能表现为脊柱侧弯、后凸等畸形。症状的严重程度取决于肿瘤的大小和位置。

一般来说，神经鞘瘤生长缓慢，病程较长，在肿瘤较大时才会引发症状，因此多数神经鞘瘤建议密切观察，暂不手术。手术切除是治疗神经鞘瘤的主要方法，大多数患者对术后的疗效均比较满意。但是，对于多次手术复发的病例，神经鞘瘤也存在恶性病变的可能，必要时需要结合放疗和化疗。

第十六章　骨质疏松

176　与骨代谢有关的生化检查有哪些？

（1）一般生化指标：包括血钙、尿钙、血磷和尿磷。这些指标可以反映体内钙磷代谢的情况，对于评估骨代谢状态具有重要意义。

（2）骨代谢调控激素：如甲状旁腺激素（英文缩写为 PTH）和1,25‐双羟维生素 D。这些激素在调节体内钙磷代谢、骨形成和骨吸收的过程中起着关键作用。

（3）骨转换指标：分为骨形成指标和骨吸收指标。骨形成指标包括碱性磷酸酶（英文缩写为 ALP）、骨钙素（英文缩写为 BGP）和Ⅰ型胶原氨基酸前肽（英文缩写为 PINP）等；骨吸收指标包括Ⅰ型胶原交联羧基端肽（英文缩写为 CTX）、脱氧吡啶啉（英文缩写为 DPD）和抗酒石酸酸性磷酸酶‐5b（英文缩写为 TRAP‐5b）等。这些指标可以反映骨转换的速率，有助于评估骨质疏松等疾病的病情和预后。

需要注意的是，以上生化检查的结果只是评估骨代谢状态的部分依据,具体还需要结合其他检查结果和临床表现进行综合判断。

177　骨质疏松的生化检查项目有什么作用?

如上所述,骨质疏松的生化检查项目有很多。并不是每一项都要检查,可以根据不同目的进行有针对性的检查:

（1）辅助诊断:生化检查可以提供关于骨代谢状态的信息,如血钙、血磷、碱性磷酸酶等的水平变化,有助于骨质疏松的辅助诊断。

（2）评估病情:通过检测特定的骨代谢指标,如骨钙素、Ⅰ型胶原氨基酸前肽等,可以评估骨质疏松患者的病情严重程度和骨转换速率。

（3）监测治疗效果:生化检查可以监测骨质疏松治疗的效果。例如,抗骨质疏松治疗后,骨吸收标志物水平应下降,骨形成标志物水平应升高。

（4）预测骨折风险:某些生化指标,如骨密度和骨代谢标志物,与骨折风险相关。通过检测这些指标,可以预测患者未来发生骨折的可能性。

（5）指导治疗方案调整:根据生化检查的结果,医生可以及时调整治疗方案,以达到更好的治疗效果。

178　常用的骨密度测量方法有哪些?

骨密度测量方法主要有 4 种,包括超声检查法、双能 X 射线吸收法、CT 检查以及单光子吸收测定法。

（1）超声检查法：利用声波传导速度和振幅衰减来反映骨结构、骨矿物质含量和骨强度的情况。其优点是没有辐射、花费较少、操作简便，因此适用于大规模筛查或初步检查。然而其准确性可能相对较低。

（2）双能 X 射线吸收法（英文缩写为 DXA）：其检测原理是 X 射线管球经过一定的装置可获得两种能量，即低能和高能光子峰，故称双能 X 射线。光子峰穿透身体以后，扫描系统将接收的信号通过计算机进行处理，从而得出骨矿物质含量。这种方法可以精确地测量骨密度，并且辐射剂量很低、安全可靠，对骨质疏松等疾病的诊断、治疗和预后评估有重要意义，是目前最常用的方法。

（3）CT 检查：可以高精度地定量检测骨密度，但费用较高，且辐射量相对较大。

（4）单光子吸收测定法：利用骨组织对放射性物质的吸收与骨矿含量成正比的原理，以放射性同位素为光源，测定人体四肢骨骼的骨矿物质含量。其主要在研究中或特殊情况下应用。

179 选择骨密度测量方法时，应考虑哪些因素？

（1）检查目的：根据需要了解的情况（初步筛查、疾病诊断还是治疗监测）选择适合的方法。

（2）准确性和精度：如果需要高精度测量，可以选择双能 X 射线吸收法或 CT；如果只需要初步了解，可以选择超声检查法。

（3）成本和便利性：考虑检查的成本以及当地医疗资源的可

用性。例如,超声检查法通常价格较低、易于获取,不需要长时间排队。

(4)辐射暴露:尽量避免不必要的辐射暴露,特别是对于孕妇和儿童。

180 如何看待骨密度检查结果的 T 值?

骨密度检查结果的 T 值是一个相对值,表示被测者的骨密度与正常同性别、同种族、同年龄人群的平均骨密度之间的差异。正常参考值介于−1 和+1 之间,−1.0≤T 值≤1.0 被认为是处于正常范围,表示骨密度良好;−2.5<T 值<−1.0 被认为是骨量减少(或低骨量),需要注意补充钙质和进行适当的体育锻炼;T 值≤−2.5 则会被诊断为骨质疏松,需要进行治疗和观察。

然而,T 值并不是越高越好。如果 T 值>1 甚至更高,可能意味着检测局部的骨矿物质密度明显升高,有可能是骨赘增生位置,或者发生骨折后愈合的部位,此时,建议调整检测部位重新检查。另外,骨密度是一个动态变化的过程,随着年龄的增长、生活习惯的改变等因素,骨密度也会发生变化,因此需要定期进行骨密度检测。

181 骨质疏松如何诊断?

骨质疏松的诊断依据主要包括以下几个方面:

（1）骨密度:骨密度是诊断骨质疏松的重要指标。骨密度测量的部位主要包括腰椎、股骨近端和桡骨远端等。根据测量结果,与正常同性别、同种族、同年龄人群的平均骨密度比较,得出 T 值。如上所述,目前最常使用的方法是双能 X 射线吸收法。

（2）是否发生脆性骨折及骨折位置:脆性骨折是指日常活动中或受到轻微创伤即发生的骨折,是骨质疏松的严重后果。如果发生髋部或椎体脆性骨折,即使骨密度测定显示骨量正常,也可诊断为骨质疏松;而如果在肱骨近端、骨盆或前臂远端发生脆性骨折,即使 T 值处于-2.5～-1.0 的范围,也可诊断为骨质疏松。

（3）合并症与继发性因素:临床上在诊断骨质疏松时,还会考虑患者是否存在合并症或继发性因素。例如,内分泌疾病、消化系统疾病、血液系统疾病、药物使用等都可能影响骨代谢和骨密度。如果存在这些因素,需要进一步检查以明确骨质疏松症的病因和诊断。

综上所述,骨质疏松症的诊断需要由专业医生进行综合评估和判断。

182 普通 X 线片对骨质疏松诊断有帮助吗?

普通 X 线片在骨质疏松诊断中具有一定的价值:①普通 X 线片可以观察到骨质疏松引起的骨结构变化,如骨小梁模糊、骨皮质变薄等,有助于初步判断骨质疏松的程度。②X 线片还可以发现骨折等骨质疏松并发症,如椎体压缩性骨折、髋部骨折等,对于诊断和治疗具有重要意义。

然而,普通 X 线片也有其局限性:一方面,X 线片对于早期骨质疏松的敏感性较差,因为骨质疏松早期骨密度的变化相对较小,难以通过 X 线片观察到。另一方面,X 线片的结果容易受到投照角度、影像质量等因素的影响,存在一定的误差。

因此,普通 X 线片可以作为初步筛查和诊断骨折等并发症的手段,但要确诊骨质疏松并评估其严重程度,还需要结合其他检查方法,如骨密度测量、血液生化检查等。

183 骨质疏松如何治疗?

对于已经确诊为骨质疏松的老年人,尤其是绝经后女性,应通过规范的治疗来防止骨质继续丢失。发生骨折之后,一定要立即就医,千万不能耽误。

骨质疏松的治疗是一个系统的工程,包括调整生活方式、补充钙剂和维生素 D、药物治疗和康复治疗等。

(1)定期筛查。

40 岁以上的人群就需要进行骨密度测定,筛查是否存在骨质疏松问题,50 岁之前可以每 2～3 年做一次检查。50 岁以后,尤其是绝经的女性,建议每年都进行骨密度检查。

(2)充分日晒。

紫外线能够促进维生素 D 的合成,而维生素 D 对钙的吸收非常重要。因此,老年人要保证充足的日晒时间,每天至少要达到 20 分钟。一般建议上午 11 时至下午 3 时,尽可能多地暴露皮肤于阳光下晒 15～30 分钟。当然,要注意避开强光,以免皮肤被晒伤。

（3）注意饮食,保障营养。

补充钙和维生素 D 是基础治疗措施。各年龄段的人都需要注意每日摄入足量的蛋白质、钙和维生素 D。老年人更应该重视这些营养物质的摄入,最好从饮食中摄取。

补充蛋白质:蛋白质是骨骼有机基质的重要成分,可以增加骨量和预防骨质疏松。建议适量摄入鱼、瘦肉、豆类等优质蛋白质食物。建议每天摄入牛奶 200～250 毫升,已存在骨质疏松者需要摄入 300 毫升,同时还应增加鱼类、豆制品的摄入。

多吃钙含量丰富的食物:包括奶制品,如纯牛奶、酸奶等;海产品,如虾皮、蚌肉等;菌藻类食物,如海带、紫菜、黑木耳等;豆制品,如豆浆、豆腐等。

补充维生素 D:维生素 D 可以促进钙的吸收和利用,可以通过食物来获取维生素 D,包括鱼肝油、蛋黄、动物肝脏等;如上所述,还应适当晒太阳,以促进体内维生素 D 的合成。

增加磷的摄入:磷也是骨骼的重要成分,与钙一起形成羟基磷灰石,增加骨密度和强度。含磷丰富的食物有瘦肉、蛋、奶、鱼、动物肝脏等。

避免过多摄入盐和糖:过量的盐和糖摄入会影响钙的吸收和利用,导致钙流失,不利于骨骼健康。建议饮食清淡,减少加工食品和高糖食品的摄入,控制盐和糖的使用量。

尽量戒烟、限酒:吸烟和饮酒均会影响钙和维生素 D 的代谢,过量的咖啡因则会增加尿钙排泄、影响身体对钙的吸收,碳酸饮料也会阻止钙吸收。所以,生活中应尽量戒烟、限酒,减少咖啡、浓茶、碳酸饮料的摄入量。

（4）补充钙剂。

如上所述，日常应尽可能通过饮食摄入足量的钙，如果饮食中钙摄入不足，可给予钙剂补充。选择合适的钙剂对于预防和治疗骨质疏松非常重要，具体如下文问题 184 所述。

（5）预防跌倒。

老年人行走、活动要谨慎。采取防跌的多种措施，如检查是否有增加跌倒风险的疾病和药物，加强自身和环境的保护措施（包括各种关节保护器）等。在需要的位置为老年人安装防跌倒的把手，如楼梯口、卫生间等。

（6）药物治疗。

抗骨质疏松的药物主要分为两大类：①骨形成促进剂，比如甲状旁腺激素类似物；②骨吸收抑制剂，如双膦酸盐（阿仑膦酸、利塞膦酸等）、降钙素、雌激素、选择性雌激素受体调节剂等。这些药物可以抑制破骨细胞活性或促进成骨细胞活性，从而增加骨密度、降低骨折风险。不同的患者需要在医生的指导下，根据恰当的方案用药。

（7）运动疗法。

要防治骨质疏松，运动比单纯补钙更为重要，适当的户外运动和日照有助于促进维生素 D 的合成和钙的吸收。临床研究表明，经常运动可以使骨骼承受的应力增加，同时增加肌肉的力量，有利于骨骼的生长。老年人应该根据个人情况适当规律运动，可以每周进行 3 次 30 分钟以上的运动，如散步、爬楼梯、跑步、跳绳、运动操、游泳、打太极、打球、举重等。运动疗法不仅可以增强肌肉力量与心肺耐力，提高身体的敏捷度、协调性、平衡感，还可以改善骨密度、维持骨结构，降低跌倒与脆性骨折的风险。

（8）康复治疗。

针对骨质疏松患者出现的疼痛、活动能力下降等症状，可以采取物理疗法、康复锻炼等措施进行治疗。物理疗法包括热敷、冷敷、电疗等，可以缓解疼痛、促进血液循环。康复锻炼包括有氧运动、力量训练等，可以增强肌肉力量和平衡能力，降低跌倒风险。

总之，骨质疏松的治疗需要考虑患者的情况和需求，采取综合性的治疗措施，以达到缓解症状、提高生活质量和预防骨折的目的。

治疗只能阻止骨质进一步丢失，已经流失的骨质是无法挽回的。因此，应对骨质疏松，预防比治疗更为重要。

184 选择钙剂防治骨质疏松，需要考虑哪些因素？

（1）钙剂的钙含量。

不同钙剂的钙含量并不相同。在选择钙剂时，需要注意每片或每剂所含的钙量，以及每日建议的钙摄入量。成人的钙推荐摄入量为 800 毫克（元素钙）/天，50 岁及以上人群的钙推荐摄入量为 1 000～1 200 毫克/天。

（2）钙剂的类型。

市面上有多种类型的钙剂，包括碳酸钙、柠檬酸钙、乳酸钙等。不同类型的钙剂在吸收和利用方面有所不同，例如，碳酸钙需要在胃酸的作用下分解后才能被吸收,因此不适合胃酸不足的人群,而柠檬酸钙和乳酸钙则可以在没有胃酸的情况下被吸收。

（3）含有维生素 D 的钙剂。

维生素 D 有助于促进钙的吸收和利用,因此,选择含有维生素 D 的钙剂可能更有助于预防和治疗骨质疏松。成人维生素 D 推荐摄入量为 400 IU(即 10 微克)/天,65 岁及以上老年人因缺乏日照以及摄入和吸收障碍常有维生素 D 缺乏,推荐摄入量为 600 IU(即 15 微克)/天。用于骨质疏松防治时,维生素 D 剂量可为 800～1 200 IU(即 20～30 微克)/天。

温馨提示　成人可耐受最高摄入量为 2 000 IU(即 50 微克)/天。长期大量服用钙剂、维生素 D 类药物等,可能会导致体内的血清钙离子浓度升高,从而增加泌尿系统结石或心血管疾病的风险,因此,日常应避免摄入超高剂量的钙剂。

对于有肾脏疾病的患者,建议选用活性或半活性维生素 D_3,因为无需经过肾脏代谢活化。

（4）品牌和信誉。

尽量选择信誉良好的制药公司生产、品牌知名度高的钙剂。

（5）个人胃肠耐受情况。

在选择钙剂时,还需要考虑个人的健康状况和肠胃耐受情况。例如,有些人可能对某些类型的钙剂过敏或不耐受;某些疾病(如肾结石)的患者可能需要避开某些类型的钙剂。

总之,在选择钙剂时,最好咨询专业医生的建议。

185　女性绝经后骨质疏松如何治疗？

　　绝经后骨质疏松与雌激素水平下降密切相关。雌激素对骨骼的健康有着重要作用，其能够促进钙的吸收和利用，抑制破骨细胞的活性，从而减少骨质的破坏。当女性进入绝经期后，卵巢功能下降，雌激素分泌减少，导致破骨细胞活性增强，骨基质减少，进而引发骨质疏松。

　　因此，补充雌激素成为治疗绝经后骨质疏松的有效方法之一。但是，激素治疗需要在医生的指导下进行，应该在排除激素补充治疗的禁忌证后，从低剂量开始应用，用药期间要听从医生的指导和建议。

　　除了药物治疗外，女性还应通过饮食调养和运动来预防和治疗骨质疏松。可以多吃一些豆制品和奶制品，补充钙质、调节激素水平；适当运动，以刺激骨组织、减少钙质流失，防止骨质疏松加重。

　　需要注意的是，虽然补充雌激素可以对绝经后骨质疏松起到治疗作用，但并不普遍适用，患者应在专业医师指导下根据具体情况治疗。

第十七章　强直性脊柱炎

强直性脊柱炎,对于很多人来说可能既熟悉又陌生,毕竟歌手周杰伦、演员张嘉译等人都饱受强直性脊柱炎的困扰。那么,这种疾病到底是怎么一回事? 本章中,我们就一起走近强直性脊柱炎,揭开其"神秘面纱"。

186 强直性脊柱炎是什么疾病?

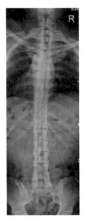
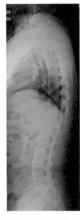

▲ 强直性脊柱炎"竹节"样改变的 X 线片(左:正位,右:侧位)

强直性脊柱炎是一种慢性炎症性自身免疫疾病,被称作"不死的癌症",主要侵犯骶髂关节、脊柱、脊柱旁软组织及外周关节,并可伴发关节外表现,严重者可发生脊柱畸形和强直。这种疾病通常在 16～25 岁的青年中发病,初期症状可能包括下腰部或臀部的疼痛,进而出现脊柱活动受限及僵硬，晚期可能导致脊柱变形。

187 强直性脊柱炎与 HLA－B27 阳性有什么关系？

HLA－B27 是人类白细胞抗原 B27 的简称，是与强直性脊柱炎相关的遗传标志物。HLA－B27 阳性指的是人体表达 *HLA－B27* 基因。HLA－B27 阳性的健康人群患强直性脊柱炎的概率要比 HLA－B27 阴性的健康人群高，而且 90％左右的强直性脊柱炎患者都检测出 HLA－B27 阳性。当然，由于 HLA－B27 亚型较多，HLA－B27 阳性的健康人与强直性脊柱炎患者之间还可能存在遗传差异，检测出阳性也并不意味着一定患有强直性脊柱炎。因此，HLA－B27 检查只是临床的辅助检查项目，不能仅凭其阳性或阴性判断是否患有强直性脊柱炎。

188 强直性脊柱炎会遗传吗？

强直性脊柱炎的发病是内因和外因共同作用的结果，其具体病因目前尚不明确。

其并不是一种直接遗传性疾病，但确实与遗传因素有密切关系。该疾病具有家族聚集的特征，并与 *HLA－B27* 基因密切相关；如果父母中有人患有强直性脊柱炎，子女患病的概率会大大增加。除了遗传因素外，强直性脊柱炎的发病还受到其他多种后天因素影响，如感染、不良卫生习惯、外伤等，因而并不一定会遗传给下一代。目前已知的是，在诱发强直性脊柱炎的诸多后天因素中，感染因素尤其重要，包括泌尿道感染和肠道感染等。

对于有家族史的人群来说，有必要积极了解强直性脊柱炎的相关知识，保持健康的生活方式，避免感染等不利因素，以降低患病风险。如果出现疑似症状，应及早就医并进行相关检查以明确诊断。

189 强直性脊柱炎有哪些症状？

（1）炎性腰背痛：强直性脊柱炎最具标志性的特点之一。腰背痛呈慢性起病，逐渐出现腰背部或臀部疼痛，晨起或久坐后起立时腰部晨僵明显，活动后可减轻，持续时间通常在 3 个月以上。

（2）脊柱强直：是强直性脊柱炎进展的特征之一，也是疾病名称的来源，可表现为前倾、后仰、弯腰、旋转等脊柱活动受到限制。

（3）前胸壁炎症：患者可有前胸壁疼痛、胸闷、扩胸度下降等表现。

（4）交替性臀部疼痛：常表现为一侧臀部疼痛，逐渐出现另一侧臀部疼痛，交替发作。

（5）其他：当强直性脊柱炎累及除中轴关节以外的其他部位时，还会引起另外的症状。累及外周关节会出现外周关节肿痛；累及眼部会出现葡萄膜炎；累及心血管会导致传导系统异常、心功能不全；累及肺部会出现呼吸功能降低、呼吸不畅；累及神经系统还会出现感觉异常、运动功能丧失等症状。

190 类风湿性关节炎与强直性脊柱炎如何鉴别?

类风湿性关节炎和强直性脊柱炎是两种不同的疾病,尽管它们有一些相似之处,比如都可能导致关节炎症和疼痛,但也有许多不同之处。以下是一些鉴别类风湿性关节炎与强直性脊柱炎的方法:

(1)症状和体征:类风湿性关节炎通常表现为对称性的关节炎症,主要影响手腕、近端指间关节和掌指关节,并且可能会有晨僵。强直性脊柱炎则主要影响骶髂关节和脊柱,常有腰背痛、晨僵和腰椎活动受限。

(2)性别和年龄:类风湿性关节炎可以影响任何年龄段的人,但更常见于中老年女性。强直性脊柱炎则更常见于男性,通常在青春期或成年早期发病。

(3)家族遗传:类风湿性关节炎的家族遗传倾向相对较小,而强直性脊柱炎的发病有明显的家族聚集性。

(4)实验室检查:类风湿性关节炎患者的类风湿因子通常呈阳性,而强直性脊柱炎患者的类风湿因子多为阴性。此外,强直性脊柱炎患者 HLA－B27 的阳性率较高。

(5)X 线片:类风湿性关节炎的 X 线片通常显示关节间隙增宽、关节侵蚀和关节周围软组织肿胀。强直性脊柱炎的 X 线片则显示骶髂关节炎症、脊柱韧带骨化、椎间盘纤维化和骨赘形成。

191 其他疾病也会导致腰背痛，如何鉴别？

腰椎间盘突出、类风湿性关节炎、腰骶关节劳损、腰椎骨关节炎等疾病也会导致腰背痛，但这些疾病所导致的腰背痛与强直性脊柱炎完全不同。

强直性脊柱炎所导致的是炎性腰背痛，呈慢性起病，逐渐出现腰背部或臀部疼痛，晨起或久坐后起立时腰部僵硬明显，活动后可减轻。腰椎间盘突出所导致的腰背痛主要由姿势不正确、突然负重、受寒等诱发，可伴有放射性的下肢痛；类风湿性关节炎主要累及双手指间关节、掌指关节和腕关节，少数患者以腰骶部疼痛为首发症状；腰骶关节劳损为持续性、弥漫性腰痛，脊椎活动不受限，活动后加重，休息后缓解；腰椎骨关节炎主要是腰部局部的疼痛和僵硬感，可出现间歇性跛行，且 X 线片会显示关节边缘的骨质增生和骨赘形成。

192 强直性脊柱炎如何治疗？

强直性脊柱炎的治疗目的主要包括缓解疼痛和僵硬、减轻炎症、防止病情加重，改善患者的生活质量。治疗方法主要包括一般治疗、药物治疗、手术治疗和中医药治疗等。

（1）一般治疗。

包括适当进行有氧运动如游泳等，以增强肌肉力量，维持脊柱正常功能。同时,患者应注意保持正确的姿势,睡硬板床、使用低枕头,以防止脊柱畸形。

（2）药物治疗。

常用的药物包括:①非甾体抗炎药(如塞来昔布、美洛昔康等),可以缓解患者的疼痛和晨僵等症状。这类药物是治疗强直性脊柱炎的一线用药,需要连续使用,同时注意监测消化道和肝肾功能情况。②抗风湿药物(如柳氮磺吡啶、甲氨蝶呤等),可以改善关节炎。③糖皮质激素(如地塞米松等),主要用于局部治疗,但长期、大量服用可能会引起不良反应,需要谨慎使用。此外近年来,生物制剂如肿瘤坏死因子(英文缩写为 TNF - α)拮抗剂,也被广泛应用于强直性脊柱炎的治疗,并取得良好疗效。

（3）手术治疗。

对于药物治疗无效或伴有严重脊柱畸形的患者,可以考虑手术治疗。常见的手术方式包括全髋关节置换术、脊柱截骨矫形手术等,可以有效改善患者的关节、脊柱功能和生活质量。

（4）物理治疗。

主要包括:①关节活动范围和伸展训练,有助于改善关节灵活性和力量;②姿势锻炼,可以防止出现脊柱或关节变形;③深呼吸练习,可以增加肺活量。

（5）中医药治疗。

拔罐、针灸、推拿等措施可以作为辅助治疗手段,帮助患者缓解症状、改善运动功能。

强直性脊柱炎是一种慢性免疫性疾病,需要长期治疗和管理。患者应在医生的指导下进行规范化治疗，并定期随访以监测病情变化和调整治疗方案。同时，保持良好的生活习惯和心态是控制疾病进展的重要前提。

193 强直性脊柱炎的生物制剂疗法是怎么回事？

强直性脊柱炎的生物制剂疗法是一种新型的治疗方法，主要是通过特异性地阻断致病环节，抑制炎症因子的产生和释放，从而达到缓解关节疼痛、晨僵、关节肿痛等症状的目的。生物制剂疗法具有靶向性高、起效快、抑制骨破坏的作用明显、患者总体耐受性好等优点，早期使用可以缓解患者症状，明显提高患者的生活质量。目前常用的生物制剂是肿瘤坏死因子拮抗剂，例如阿达木单抗、英夫利西单抗、依那西普以及重组人Ⅱ型肿瘤坏死因子受体-抗体融合蛋白等。

适应证主要包括：①对非甾体抗炎药无反应或治疗失败的患者；②已应用非甾体抗炎药，但仍有中重度活动性脊柱病变的患者；③已应用非甾体抗炎药及其他病情控制药物，但仍有中重度活动性外周关节炎的患者。需注意的是，并非所有强直性脊柱炎患者都适合使用生物制剂。在应用生物制剂疗法之前，需要进行筛查，排除活动性乙型肝炎、活动性结核或近5年内有恶性肿瘤等的患者。

生物制剂疗法的疗程较长，需要定期监测病情、调整治疗方案。在使用生物制剂的过程中，患者应注意保持身体健康和免疫功能稳定,避免感染和其他的免疫相关疾病。

194　强直性脊柱炎患者如何进行姿势锻炼?

姿势锻炼就是强直性脊柱炎患者在坐、立、躺时都要注意一定的姿势。

立:要保持身体直立,避免长期弯腰、屈曲,可适当变换体位,必要时可后背倚墙,以维持脊柱正常生理曲度、防止脊柱畸形。

坐:上身保持挺直,髋膝屈曲 90°,避免坐矮板凳和沙发。

躺:睡觉时尽量睡硬板床,降低枕头高度,采用仰卧或俯卧位,避免屈腿侧卧位。

195　日常生活中,强直性脊柱炎患者需要注意什么?

① 保持积极、乐观的情绪,要相信疾病是能够控制的。

② 注意观察自己的症状,如果出现腰背痛复发或加重,应及时就诊。

③ 定期测量身高,防止早期脊柱弯曲的发生。

④ 坚持每天适当锻炼、进行关节运动,如游泳、柔软操、舞蹈等。

196 强直性脊柱炎能治愈吗？

虽然强直性脊柱炎仍然无法治愈，会给患者带来很大的痛苦，但如果能够积极进行针对性的治疗和训练，患者往往能够获得良好的治疗效果，病情得到有效控制，基本恢复正常的生活。

第十八章　典型病例

197　颈椎后纵韧带骨化伴脊髓损伤瘫痪

注:本章内容记录于 2021 年,距患者手术(2016 年)正好5 年。

马上春节了,突然收到老沈的信息,惊喜涌上心头,立即回复,"我在办公室等你"。"许医生,手术 5 年了,我又来复查了。"老沈很有仪式感,从头颅到整个脊柱做了一整套 MRI,而且是特意在我院(上海长征医院)做的,他说要让我看得清楚点。这可是个要多次往返医院,持续一个多月时间才能完成的"浩大工程",我赞许道"好样的,老沈"。一刻钟的时间,看过老沈的片子,和他聊了这几年一些有趣的事情,还有患者在办公室外排队,只得匆匆结束谈话。走到门口,老沈突然说,"许医生,我想给你当志愿者。"心里一暖,鼻头一酸……

(1)初识患者。

2016 年 2 月,马上就要过年,我正在急诊巡诊,看到一位中年妇女独自守在一张临时留观床位旁,焦急地等待医生来查房,所谓的临时留观床位,其实就是在留观室门口加的一张担架床。每天,家属找医生开好一天的药物,交给护士,其余时间便是陪护患者。我看她身材瘦弱,一个人陪着患者,有点可怜。而患者非常壮实,一眼看去近一米八,担架床都显得有点小,看到我他说,"医生,我还有两个孩子,老大上初中,老二还小,你帮帮忙,早点帮我联系床位手术吧,谢谢,谢谢……"我留心了一下床头挂的信息卡,沈××。没几天就是春节了,大家都想赶在节前手术,安排一个床位太难了。过了一天,再去巡诊时,老沈还在留观,很着急。说起病史,老沈说他带着几个人在某家医院做装修,早晨忘记带东西,回家中取,开车到小区门口时,被别人的车从侧方撞到,瞬间手脚就都不听使唤了。他无法接受这个现实,"如果当时不回去取东西……如果当时不开车……"

看着单架床旁瘦小的家属和床上着急的患者,我想尽办法给他办了入院,赶在春节放假前做了手术。

(2)治疗过程。

入院后,我们对其进行了完整的查体。检查结果显示,四肢、躯干和会阴区触觉、痛温觉减退,双手挛缩,精细动作障碍,四肢主要肌群肌力1级;上肢腱反射未引出,双膝反射、跟腱反射亢进,肛门反射消失——一句话就是,人瘫了。CT和MRI也显示,颈椎椎体前后骨赘增生严重,颈2~颈4水平脊髓受压明显,局部脊髓水肿、变性。

积极进行各项术前准备后,我给老沈进行了颈后路椎板切除侧块螺钉固定手术。手术很顺利,出血不多,术后刀口恢复顺利,神经功能略有改善。考虑到老沈术前脊髓损伤非常严重,位置又

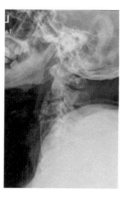 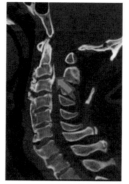 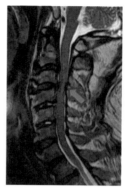

▲ 颈椎椎体前后缘骨赘增生严重、后纵韧带骨化（左、中），颈 2～颈 4 水平脊髓受压明显，局部脊髓水肿、变性（右）

在颈 2～颈 4 水平，容易引起膈肌无力，严重的话，可能要长期使用呼吸机，甚至可能会活不了多久。觉得老沈和他妻子不容易，这些话到嘴边又咽了回去，鼓励他们说，可以到康复医院慢慢康复，情况好的话，以后可以坐轮椅。

（3）治疗效果。

出院后，老沈到位于松江的上海阳光康复中心进行系统康复，坚持做高压氧治疗，服用神经营养药物。术后 3 个月，老沈回到门诊复查时，已经能够自己行走、夹筷子了。"真是奇迹！"我由衷地感叹，并随手写在了随访资料中。老沈说，在康复中心，他每次都要自己加大训练量，为此摔过很多次跤，吃了不少苦头，也正因如此，他才

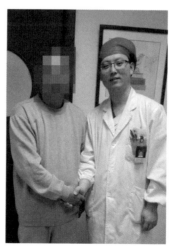

▲ 老沈康复后复诊

能恢复得最快、最好,很值得。

　　术后1年,老沈回到门诊复查,走路更平稳了,精神状态也很好。老沈提到他在康复中心如何努力锻炼,一步步回归社会,出院前医院还组织大家去超市,真正体验独立生活。出院起初,大便不是很顺畅,后来学着用料理机制作各种蔬菜汁,有时吃点三文鱼,大便基本就正常了。平日里,老沈一直和我联系不断,每次有疑问或者新的想法都会向我咨询,我也从他的描述里,详细了解到残疾患者康复的细节。直到开头的一幕,术后5年老沈再次来复查。

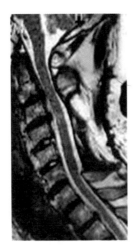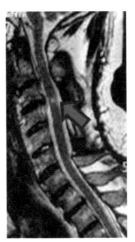

▲ 老沈术后1年复查颈椎的 MRI 表现

　　(4)医生建议。

　　本患者为颈椎外伤,脊髓损伤节段非常高。颈椎外伤水平在颈5以上时,容易出现膈肌无力,引起呼吸困难、四肢瘫痪或高热、电解质紊乱等。有可能要长期使用呼吸机,患者的预后可能会较差,甚至有生命危险。如果身体条件允许的话,早期行手术治疗,给神经恢复提供机会,可以明显改善远期恢复效果。颈椎疾病手术分为前路和后路手术,经过多年发展,手术风险基本可控,患友们千万不要因为害怕手术风险而延误治疗。

颈椎后纵韧带骨化是一种较严重的颈椎病类型,对于颈椎病,特别是神经压迫比较严重的,平时要避免外伤或剧烈运动,比如急刹车、对抗性球类运动等。一旦脊髓神经发生损伤,可能会有不同程度的后遗症。

颈椎病的常见表现为颈肩痛,双上肢麻木、疼痛、无力,双脚踩棉花感,身体束带感,甚至头晕、高血压等,如果出现以上明显的症状,请及时就诊。颈椎后纵韧带骨化发病常比较隐匿,发病过程较长,出现明显症状时往往病情已经比较严重了,所以,平时要保护颈椎、避免外伤,如有明显颈部不适,需尽早做颈椎MRI 检查。

(5)笔者随感。

残疾患者的康复是个艰难、痛苦的过程,是对一个人人生观、价值观、心理素质以及执行能力等的全方位考验,在这个过程中,有人被打倒,有人愈挫愈勇。老沈在数年的时间里,坚持不懈,好样的! 生活不易,不要轻言放弃!

老沈及家属在治疗过程中依从性好,十分信任医生并且积极配合治疗,医患共同努力,是获得不错康复效果的关键。此外,专业的康复指导,加上情况相似的病友一起进行康复,可以明显提高患者的自信心和恢复效率。老沈推己及人、设身处地地为其他病友考虑,主动提出做志愿者,笔者很感动,也感触颇深。笔者团队后期也计划组织相关活动,为康复中的患者朋友搭建交流的平台。

国家对于残疾人的扶助有非常多的公益项目（具体情况咨询当地相关机构）。比如，残联名下有康复中心，其费用要低很多；在有的社区、街道，可以申请补助、尿不湿或居家保姆。

198 腰椎滑脱术后 11 年复诊

2020 年 6 月份，笔者对团队 2009 年手术的患者进行了随访。柴阿姨现年已经 79 岁了，人在温州，儿子接到电话后把手机递给她，她非常热情，"许医生啊，11 年了，我的腰椎感觉很好啊！"我问了一些术后恢复的问题，柴阿姨一定要来上海复诊，特意让儿子加了我的微信。听说老人家觉得我院片子拍得好，一定要来我院拍片，我说，"没必要，在当地医院做也可以的，在我们这做的话，预约排队时间长，人要来回好几次。"但过了一个月，柴阿姨还是在儿媳的陪同下来到了笔者的专家门诊，预约了一整套 X 线片、CT 和 MRI。每次来就诊，柴阿姨总说，"我相信长征医院，相信您的团队！"

（1）初识患者。

2009 年，柴阿姨因"腰部臀部疼痛伴左下肢麻木、疼痛半年余"入院。她人比较瘦小，体重只有 80 多斤，还存在严重的骨质疏松，T 值为－3.4。在当地医院检查发现，腰 5 椎体滑脱严重，神经及硬膜囊受压明显。经过药物、理疗、推拿、封闭等多种保守治疗后，症状一直未改善。至门诊就诊后，笔者确认其有手术指征，决定收入院行手术治疗。

（2）治疗过程。

入院后，我们对其进行了完整的查体，发现腰部叩痛明显，弯腰受限，左直腿抬高试验（＋）。CT 和 MRI 显示腰椎滑脱，腰 3/4、腰 4/5、腰 5/骶 1 椎管狭窄较重。

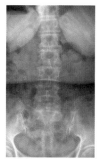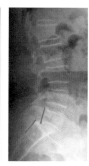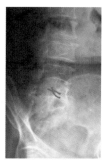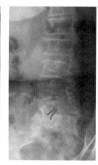

▲ 腰椎 X 线片显示腰 5 椎体滑脱、双侧峡部裂

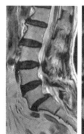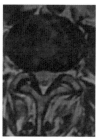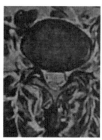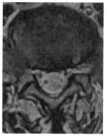

▲ 腰 5 滑脱，腰 3/4(左 2)、腰 4/5(左 3)、腰 5/骶 1(左 4)椎管狭窄较重

积极进行术前各项准备后，笔者给柴阿姨进行了腰后路椎板切除滑脱复位椎弓根螺钉固定手术。手术很顺利，出血不多，术后刀口恢复顺利，下肢疼痛、麻木症状基本消失。

（3）治疗效果。

柴阿姨出院后，于术后 3 个月复查，自述下肢感觉好多了，就是还有些腰痛,我告诉她,手术完还需要一阵子来慢慢恢复。手术11 年后随访,柴阿姨非常满意,不顾年事已高,执意要来复诊。

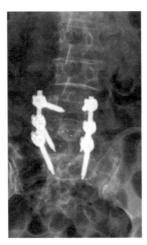
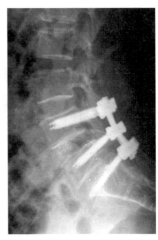

▲ 复查显示腰 5 滑脱基本复位,未见再次移位

（4）医生建议。

柴阿姨体重小,骨质疏松严重,加之上海用血紧张,手术时存在缺血的情况,这些因素都增加了手术的难度。因此,笔者术中认真止血,每个操作都争取一步到位,在保证手术减压效果的基础上,提高了手术的效率。

对于骨质疏松患者,平时应该服用药物,术后也应积极抗骨质疏松治疗。不仅要补钙、晒太阳、适当运动,同时还要服用维生素 D 和抑制骨流失的药物。目前,已有多种新型的骨质疏松治疗药物上市,可以配合使用。

顽固性的腰腿痛有时为腰椎滑脱引起,随着年龄增加,滑脱程度会逐步加重。如果保守治疗效果不佳,建议早期手术,趁年轻、体质好,术后恢复效果相对要好一点。目前,该手术的风险基本可控,大家不能因为惧怕手术风险而延误治疗。腰椎滑脱术后一般应佩戴腰围保护 3 个月,平时减少大幅度弯腰、搬重物等活动,可以预防临近节段的退变,长期保持较好的治疗效果。

（5）笔者感悟。

低体重、合并严重骨质疏松的腰椎滑脱手术是有一定难度的,手术技术精湛、术前准备认真,才能取得好的临床效果。信任医生、医患关系融洽也是柴阿姨取得良好恢复效果的重要前提。

199 椎间孔镜术后复发翻修手术复诊

很多患者都觉得椎间盘手术损伤太大,害怕进行,不得已进行手术的患者,也希望尽量微创,最好一次就能彻底治好不复发,然而现实并不那么美好。目前,微创椎间孔镜髓核摘除手术的复发率为 5%～10%(不同文献报道结果不一)。虽然很多复发病例症状较轻,不需要再次手术治疗,但是随着时间的延长,"翻修"的概率会逐渐增加。很多患者会问,还能再次进行微创手术吗？大多数时候,都可以再次进行微创翻修手术。

（1）初识患者。

2017 年,吴先生因"腰痛伴左下肢疼痛"在当地医院就诊,进行了椎间孔镜下腰 5/骶 1 髓核摘除术,术后疼痛缓解。之后腰痛、左下肢疼痛症状还是偶有发作,休息后可缓解。近期,无明显诱因出现左下肢麻木、疼痛症状加重,放射至臀部至左小腿后侧、左足底,在当地医院进行推拿、理疗、药物等治疗未见缓解。10 天前症状再次加重,出现行走困难、影响睡眠。腰椎 MRI 显示腰 5/骶 1 左侧椎间盘脱出。为寻求进一步诊治,吴先生来到了笔者门诊。

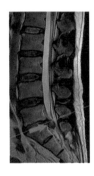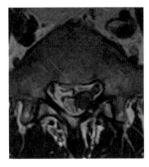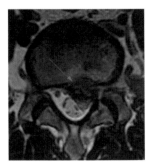

▲ 术前 MRI 显示腰 5/骶 1 左侧大块椎间盘脱出

(2)治疗过程。

入院后,笔者团队对患者进行了详细的检查和评估。考虑到吴先生目前腰腿痛症状严重影响日常生活,保守治疗无效,建议进行手术治疗。由于之前进行过一次椎间孔镜手术,患者腰椎已经部分失去正常的解剖结构,可能存在瘢痕增生与神经粘连,此次翻修手术难度会加大,非常考验术者的技术和操作水平。

关于具体术式,由于笔者团队已对多例复发患者进行椎间孔镜翻修,效果较好,起初也建议吴先生再次行经皮椎间孔镜手术。因惧怕椎间孔镜髓核摘除手术的复发,吴先生拒绝再次行椎间孔镜手术,强烈要求尝试"不复发的微创手术"。经过沟通,最终确定了微创经椎间孔入路腰椎椎间融合术(MIS - TLIF)。不同于时间长、创伤大、恢复慢的传统开放手术,MIS - TLIF 术式利用特殊工作套管,经肌间隙入路切除一侧小关节,显露椎间隙的后外侧来完成病变节段的减压及融合,创伤小、恢复快,融合后不会复发,植入的螺钉也不需要再次手术取出。

术中,笔者通过透视定位目标节段,确定进钉位置及方向。分别建立双侧经皮椎弓根钉钉道,临时放置导针。安装微创通道及光源,去除关节突处黄韧带,分离与神经根粘连的瘢痕组织,显露、保护受压的神经根,去除向后、向下游离的髓核组织,切除椎间盘后进行椎间融合,经皮置入 4 颗椎弓根钉,最后缝合皮肤切口。手术进行得十分顺利。

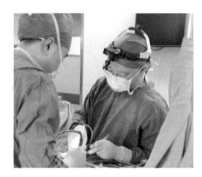
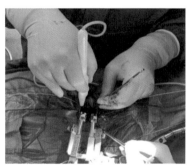

▲ 术中操作过程

（3）治疗效果。

术后第一天,患者生命体征平稳,左下肢疼痛完全消失,能在指导下于病床上做简单的下肢康复训练活动。术后第二天,患者即可下床活动。目前恢复情况良好。

（4）医生建议。

与传统手术相比,MIS－TLIF 能够精准到达手术区域,减少对椎旁软组织的损伤,保留棘突和韧带等脊柱后方张力带结构,最大程度地保护脊柱的稳定性,同时又能满足减压、融合、内固定等

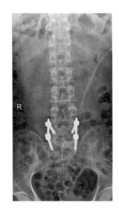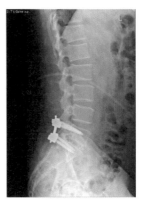

▲ 术后 X 线片(左:正面,右:侧面)

需要。其具有创伤小、出血量少、并发症少、术后恢复快、手术疗效好、美观等优点,常用于腰椎滑脱、腰椎管狭窄、复发性椎间盘突出伴腰腿痛等的治疗。

(5)笔者感悟。

大量临床研究显示,与传统的开放椎间融合手术相比,MIS-TLIF 具有同样的临床疗效,且术中出血较少,术后腰部疼痛症状较轻。但是,MIS-TLIF 具有以下几点局限性:

① 对于多节段、严重椎管狭窄以及Ⅱ度以上腰椎滑脱,MIS-TLIF 的技术难度和手术风险仍较大,目前还无法完全取代传统开放手术。

② 微创手术术中定位和内固定置入,很大程度上要依赖 X 线机进行透视辅助以完成手术操作,透视次数明显多于传统开放手术。

③ MIS-TLIF 技术的学习时间较长,术者必须具备一定的开放手术经验,熟悉局部解剖,并经过严格训练,才能掌握狭小空间

操作的技能。

因此，只有进行规范的治疗选择，才能让微创的价值最大化，取得优良的治疗效果。相信此项微创技术的发展，必将造福更多的脊柱疾病患者。

200 腰椎滑脱、疼痛难忍，术后疗效显著的七旬老人

椎弓峡部不连或腰椎退变是临床上腰椎滑脱最常见的类型，也是腰痛的常见原因。保守治疗无效的情况下，往往需要手术治疗。对于腰椎稳定性较好的患者，从传统的小开窗到现如今的椎间孔镜等微创治疗，已经取得了满意的疗效；对于合并严重椎间盘退变和腰椎不稳的患者，采用后路经椎间孔减压椎体间融合的方法，临床效果较佳。

（1）初识患者。

72 岁的周先生，在 4 年前无明显诱因出现腰部酸胀不适，侧身时加重明显，伴右下肢麻木、疼痛，以右大腿后外侧、足跟较为明显，行走后加重，休息后可稍缓解。在当地医院行小针刀、针灸等对症治疗，症状稍有缓解，之后症状又反复发作。半年前症状加重，为求进一步诊治，在家人的陪同下慕名来笔者处就诊。

门诊腰椎 MRI 显示：①腰 4 椎体向前Ⅰ度滑脱，伴双侧峡部裂；②腰椎退变，腰 4/5、腰 5/骶 1 椎间盘膨出，腰部皮下软组织肿胀。门诊遂以"腰椎滑脱症"收入院。

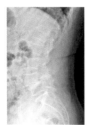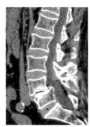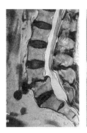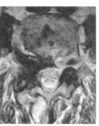

▲ 术前 X 线片(左 1)、CT(左 2)、MRI(左 3 和左 4)

（2）治疗过程。

入院后，笔者团队对周先生进行了详细的检查和评估，发现周先生腰椎活动稍受限，腰 4/5 棘突、棘突间隙、棘突旁明显压痛及叩击痛，双下肢无放射痛、肌张力正常。有高血压病史，血压控制良好，结合 MRI 检查，初步诊断为：①腰椎滑脱症；②腰椎峡部裂；③高血压。

考虑到周先生的年龄较大，骨质疏松可能较为严重，为增加术中螺钉的把持力、利于滑脱复位，术后可以早期下地活动，同时避免螺钉松动引起的二次翻修手术，经讨论后，笔者团队决定对周先生进行腰后路减压椎间植骨融合内固定术，同时使用骨水泥进行螺钉加固。

术中以腰 4/5 棘突为中心作后正中纵切口，长约 4 厘米。充分暴露手术视野、透视定位无误后，腰 4、腰 5 双侧椎弓根各置入长度、大小合适的椎弓根螺钉一枚，术中证实骨质疏松较重，给予骨水泥加固 4 枚椎弓根螺钉。去除椎板，摘除部分髓核，植入椎间融合器，充分减压后置入钛棒、螺帽，横联接加强固定。手术进行得十分顺利，术中出血约 200 毫升。

（3）治疗效果。

术后 3 天，周先生就可下地活动了。他腰部及下肢的疼痛明显改善，对疗效十分满意。

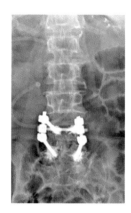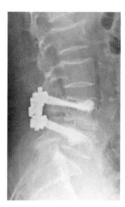

▲ 术后 X 线片

（4）医生建议。

腰椎滑脱手术的治疗核心是减压，应当根据减压术后脊柱的稳定性来判断是否需要辅以融合和内固定。退变性腰椎滑脱减压＋融合的疗效优于单纯减压，在保证疗效的前提下进行术式的选择（微创还是开放），并非由理念主导。同时，要根据患者骨质疏松的严重程度，选择合适的固定方式，以使其尽早下地活动，避免卧床可能对老年人带来的不利影响。

参考文献

［1］ 中国中西医结合学会,中华中医药学会,中华医学会,等.脊髓型颈椎病中西医结合诊疗指南(2023年版)［J］.中医正骨,2024,36(8):1-8,18.

［2］ 中华医学会骨科学分会脊柱外科学组,中华医学会骨科学分会骨科康复学组.腰椎间盘突出症诊疗指南［J］.中华骨科杂志,2020,40(8):477-487.

［3］ 贾连顺,史建刚.重视脊髓型颈椎病的诊断与严格手术指征［J］.中华骨科杂志,2002,22(1):58-60.

［4］ Lenke LG, Edwards CC 2nd, Bridwell KH. The Lenke Classification of Adolescent Idiopathic Scoliosis: How It Organizes Curve Patterns as a Template to Perform Selective Fusions of the Spine ［J］. Spine (Phila Pa 1976), 2003,28(20):S199-S207.

［5］ 中国康复医学会骨质疏松预防与康复专业委员会,中国老年保健协会骨科微创分会.退行性腰椎管狭窄症诊疗专家共识［J］.中华骨与关节外科杂志,2023,16(2):97-103.

［6］ 魏戌,徐卫国,李路广,等.腰椎管狭窄症中西医结合诊疗指南(2023年)［J］.中国全科医学,2024,27(25):3076-3082,3099.

［7］ Weinstein SL, Dolan LA, Spratt KF, et al. Health and function of patients with untreated idiopathic scoliosis: a 50-year natural history study ［J］. JAMA, 2003,289(5):559-567.

［8］ 中华医学会骨质疏松和骨矿盐疾病分会.原发性骨质疏松症诊疗指南(2022)［J］.中华内分泌代谢杂志,2023,39(5):377-406.

［9］ 《中国老年骨质疏松症诊疗指南2023》工作组,中国老年学和老年医学

学会骨质疏松分会,中国医疗保健国际交流促进会骨质疏松病学分会,等.中国老年骨质疏松症诊疗指南(2023)[J].中华骨与关节外科杂志,2023,16(10):865－885.

[10] 中华医学会物理医学与康复学分会,何成奇.骨质疏松症康复治疗指南(2024版)[J].中国循证医学杂志,2024,24(6):626－636.

[11] Fisher C G, Vaccaro A R, Wilson J R. 50 Landmark Papers Every Spine Surgeon Should Know [J]. United States: CRC Press, 2018.

[12] 许伟.腰椎管狭窄症患者并发焦虑、抑郁的流行病学调查及相关危险因素研究[D].广西中医药大学,2018.

[13] 王占秋,卢武胜.MRI诊断腰椎休门氏病的临床意义[J].华西医学,2008,23(6):1390－1391.

[14] 宋明.颈椎动态X线检查时相关参数测量意义的研究[D].天津:天津医科大学,2014.

[15] 江思达.青少年特发性脊柱侧弯动力可调节支具的研发[D].广州医科大学,2023.

[16] 刘光普.强直性脊柱炎韧带骨化程度及矢状面形态研究[D].南京医科大学,2020.

后记

扫描二维码,观看视频、文字科普,或者在线提问。

好大夫

微医生

腾讯视频号